典籍裏的中醫叢書

難經・難經正義

楊建宇
翟鳳霞
楊　碩

主編

中原農民出版社

・郑州・

圖書在版編目（CIP）數據

難經・難經正義/楊建宇，翟鳳霞，楊碩主編. —鄭州：
中原農民出版社，2022.5
（典籍裏的中醫叢書）
ISBN 978-7-5542-2504-2

Ⅰ.①难…　Ⅱ.①楊…　②翟…　③楊…　Ⅲ.①《難經》
Ⅳ.①R221.9

中國版本圖書館CIP數據核字（2021）第260784號

難經・難經正義
NANJING・NANJING ZHENGYI

出 版 人：劉宏偉
策劃編輯：劉培英
責任編輯：莫　爲
責任校對：尹春霞
責任印製：孫　瑞
裝幀設計：薛　蓮

出版發行：中原農民出版社
　　　　　地址：鄭州市鄭東新區祥盛街 27 號 7 層　　郵編：450016
　　　　　電話：0371-65788199（發行部）　0371-65788677（編輯部）
經　　銷：全國新華書店
印　　刷：河南瑞之光印刷股份有限公司
開　　本：889㎜×1194㎜　1/16
印　　張：12.5
字　　數：148 千字
版　　次：2022 年 5 月第 1 版
印　　次：2022 年 5 月第 1 次印刷
定　　價：108.00 元

編委會

主　編　　楊建宇　翟鳳霞　楊　碩

副主編　　代民濤　段　曉　王　娟

編　委　　胡研萍　馬俊宏
　　　　　李睿瑤　儀忠寶
　　　　　魏素麗　郭明月

組織編寫

中國中醫藥現代遠程教育雜誌社

炎黃中醫師承教育學院經典教研室

河南中醫藥大學經典專家組

中華中醫藥中和醫派楊建宇京畿豫醫工作室

難經‧難經正義

難經・難經正義

出版者的話

中醫藥凝聚著深邃的哲學智慧和中華民族幾千年的健康養生理念及其實踐經驗，是中國古代科學的瑰寶，

也是打開中華文明寶庫的鑰匙；深入研究和科學總結中醫藥學對豐富世界醫學事業、推進生命科學研究具有

積極意義，大力發揚中醫藥是未來的重要任務。爲了傳承和發揚光大中醫藥學，使中醫藥學更好地爲全人類

的健康保健和疾病防治服務，我們特從浩如煙海的中醫典籍裏精選了《黃帝內經素問》《黃帝內經靈樞》《神

農本草經》《溫病條辨》《難經・難經正義》《新刊王氏脈經》，輯爲『典籍裏的中醫叢書』。

『典籍裏的中醫叢書』精選善本，力求復現原文，呈現中醫典籍美篇；堅持繁體豎排，更具有傳統文化底蘊，

超顯中醫文獻典籍的書卷之馨；中醫藥典籍源遠流長，版本多甚，文字有異，對書中異體字、通假字徑直統

一，減少研閱阻礙；重在原文，少選釋注，僅加句讀，給發皇古義，尋覓先賢之旨留下更大的理性思緒空間，

利于學術探研。

期望『典籍裏的中醫叢書』的出版，能充分展現中醫藥學根源與精髓之所在，使廣大的中醫人通過溫習

中醫經典、傳承中醫經典、弘揚中醫經典，成就更多中醫大師，爲實現『健康中國』做出自己的貢獻。

難經・難經正義

難經·難經正義目録

典籍裏的中醫叢書

難經·難經正義

難經

漢代・扁鵲譔

難經・難經正義

難經正義

論脈

一難

曰：十二經皆有動脈，獨取寸口，以決五藏六府死生吉凶之法，何謂也？

然：寸口者，脈之大會，手太陰之脈動也。人一呼脈行三寸，一吸脈行三寸，呼吸定息，脈行六寸。人一日一夜，凡一萬三千五百息，脈行五十度，周於身。漏水下百刻，榮衛行陽二十五度，行陰亦二十五度，為一周也，故五十度，復會於手太陰。寸口者，五藏六府之所終始，故法取於寸口也。

二難

曰：脈有尺寸，何謂也？

然：尺寸者，脈之大要會也。從關至尺，是尺內，陰之所治也。從關至魚際，是寸內，陽之所治也。故分寸為尺，分尺為寸。故陰得尺內一寸，陽得寸內九分。尺寸終始，一寸九分，故曰尺寸也。

三難

曰：脈有太過，有不及，有陰陽相乘，有覆有溢，有關有格，何謂也？

然：關之前者，陽之動也，脈當見九分而浮。過者，法曰太過；減者，法曰不及。遂上魚爲溢，爲外關內格，

此陰乘之脈也。關之後者，陰之動也，脈當見一寸而沉。過者，法曰太過；減者，法曰不及。遂入尺爲覆，爲

內關外格，此陽乘之脈也。故曰覆溢，是其真藏之脈，人不病而死也。

四難

曰：脈有陰陽之法，何謂也？

然：呼出心與肺，吸入腎與肝，呼吸之間，脾也，其脈在中。浮者陽也，沉者陰也，故曰陰陽也。

心肺俱浮，何以別之？

然：浮而大散者，心也；浮而短濇者，肺也。

腎肝俱沉，何以別之？

然：牢而長者，肝也；按之濡，舉指來實者，腎也。脾者中州，故其脈在中。是陰陽之法也。

脈有一陰一陽，一陰二陽，一陰三陽；有一陽一陰，一陽二陰，一陽三陰。如此之言，寸口有六脈俱動耶？

然：此言者，非有六脈俱動也，謂浮沉、長短、滑濇也。浮者陽也，滑者陽也，長者陽也；沉者陰也，

短者陰也，濇者陰也。所謂一陰一陽者，謂脈來沉而滑也；一陰二陽者，謂脈來沉滑而長也；一陰三陽者，謂

脈來浮滑而長，時一沉也。所謂一陽一陰者，謂脈來浮而濇也；一陽二陰者，謂脈來長而沉濇也；一陽三陰者，

謂脈來沉濇而短，時一浮也。各以其經所在，名病逆順也。

五難

曰：脈有輕重，何謂也？

然：初持脈，如三菽之重，與皮毛相得者，肺部也；如六菽之重，與血脈相得者，心部也；如九菽之重，與肌肉相得者，脾部也；如十二菽之重，與筋平者，肝部也。按之至骨，舉指來疾者，腎部也。故曰輕重也。

六難

曰：脈有陰盛陽虛，陽盛陰虛，何謂也？

然：浮之損小，沉之實大，故曰陰盛陽虛；沉之損小，浮之實大，故曰陽盛陰虛。是陰陽虛實之意也。

七難

曰：經言少陽之至，乍小乍大，乍短乍長；陽明之至，浮大而短；太陽之至，洪大而長；太陰之至，緊大而長；少陰之至，緊細而微；厥陰之至，沉短而敦。此六者，是平脈耶？將病脈耶？

然：皆王脈也。

難經·難經正義

難經 · 難經正義

其氣以何月，各王幾日？

然：冬至之後，得甲子少陽王，復得甲子陽明王，復得甲子太陽王，復得甲子太陰王，復得甲子少陰王，復得甲子厥陰王。王各六十日，六六三百六十日，以成一歲。此三陽三陰之王時日大要也。

八難

曰：寸口脈平而死者，何謂也？

然：諸十二經脈者，皆繫於生氣之原。所謂生氣之原者，謂十二經之根本也，謂腎間動氣也。此五藏六府之本，十二經脈之根，呼吸之門，三焦之原。一名守邪之神。故氣者，人之根本也，根絕則莖葉枯矣。寸口脈平而死者，生氣獨絕於內也。

九難

曰：何以別知藏府之病耶？

然：數者，府也；遲者，藏也。數則爲熱，遲則爲寒。諸陽爲熱，諸陰爲寒。故以別知藏府之病也。

難經·難經正義

十難

曰：一脈爲十變者，何謂也？

然：五邪剛柔相逢之意也。假令心脈急甚者，肝邪干心也；心脈微急者，膽邪干小腸也；心脈大甚者，

心邪自干心也；心脈微大者，小腸邪自干小腸也；心脈緩甚者，脾邪干心也；心脈微緩者，胃邪干小腸也；心

脈濇甚者，肺邪干心也；心脈微濇者，大腸邪干小腸也；心脈沉甚者，腎邪干心也；心脈微沉者，膀胱邪干小

腸也。五藏各有剛柔邪，故令一脈輒變爲十也。

十一難

曰：經言脈不滿五十動而一止，一藏無氣者，何藏也？

然：人吸者隨陰入，呼者因陽出。今吸不能至腎，至肝而還，故知一藏無氣者，腎氣先盡也。

十二難

曰：經言五藏脈已絕於內，用鍼者反實其外；五藏脈已絕於外，用鍼者反實其內。內外之絕，何以別之？

然：五藏脈已絕於內者，腎肝氣已絕於內也，而醫反補其心肺；五藏脈已絕於外者，其心肺脈已絕於外也，

而醫反補其腎肝。陽絕補陰，陰絕補陽，是謂實實虛虛，損不足而益有餘。如此死者，醫殺之耳。

十三難

曰：經言見其色而不得其脈，反得相勝之脈者，即死，得相生之脈者，病即自已。色之與脈，當參相應，爲之奈何？

然：五藏有五色，皆見於面，亦當與寸口、尺內相應。假令色青，其脈當弦而急；色赤，其脈浮大而散；色黃，其脈中緩而大；色白，其脈浮濇而短；色黑，其脈沉濡而滑。此所謂五色之與脈，當參相應也。

脈數，尺之皮膚亦數；脈急，尺之皮膚亦急；脈緩，尺之皮膚亦緩；脈濇，尺之皮膚亦濇；脈滑，尺之皮膚亦滑。

五藏各有聲、色、臭、味，當與寸口、尺內相應，其不應者病也。假令色青，其脈浮濇而短，若大而緩，爲相勝；浮大而散，若小而滑，爲相生也。

經言：知一爲下工，知二爲中工，知三爲上工。上工者十全九，中工者十全七，下工者十全六。此之謂也。

十四難

曰：脈有損至，何謂也？

然：至之脈，一呼再至曰平，三至曰離經，四至曰奪精，五至曰死，六至曰命絕。此至之脈也。何謂損？

一呼一至曰離經，再呼一至曰奪精，三呼一至曰死，四呼一至曰命絕。此損之脈也。至脈從下上，損脈從上下也。

損脈之爲病奈何？

然：一損損於皮毛，皮聚而毛落；二損損於血脈，血脈虛少，不能榮於五藏六府；三損損於肌肉，肌肉消瘦，飲食不能爲肌膚；四損損於筋，筋緩不能自收持；五損損於骨，骨痿不能起於牀。反此者，至脈之病也。從上下者，骨痿不能起於牀者死；從下上者，皮聚而毛落者死。

治損之法奈何？

然：損其肺者，益其氣；損其心者，調其榮衛；損其脾者，調其飲食，適其寒溫；損其肝者，緩其中；損其腎者，益其精。此治損之法也。

脈有一呼再至，一吸再至；有一呼三至，一吸三至；有一呼四至，一吸四至；有一呼五至，一吸五至；有一呼六至，一吸六至；有一呼一至，一吸一至；有再呼一至，再吸一至；有呼吸再至。脈來如此，何以別知其病也？

然：脈來一呼再至，一吸再至，不大不小曰平。一呼三至，一吸三至，爲適得病。前大後小，即頭痛、目眩；前小後大，即胸滿、短氣。一呼四至，一吸四至，病欲甚。脈洪大者，苦煩滿；沉細者，腹中痛；滑者，傷熱；澀者，中霧露。一呼五至，一吸五至，其人當困，沉細夜加，浮大畫加，不大不小，雖困可治，其有大小者，爲難治。一呼六至，一吸六至，爲死脈也，沉細夜死，浮大畫死。一呼一至，一吸一至，名曰損，人雖能行，

猶當着牀，所以然者，血氣皆不足故也。再呼一至，再吸一至，呼吸再至，名曰無魂。無魂者，當死也。人雖能行，名曰行屍。上部有脈，下部無脈，其人當吐，不吐者死。上部無脈，下部有脈，雖困無能爲害。所以然者，譬如人之有尺，樹之有根，枝葉雖枯槁，根本將自生。脈有根本，人有元氣，故知不死。

十五難

曰：經言春脈弦，夏脈鈎，秋脈毛，冬脈石。是王脈耶？將病脈也？

然：弦、鈎、毛、石者，四時之脈也。春脈弦者，肝，東方木也，萬物始生，未有枝葉。故其脈之來，濡弱而長，故曰弦。夏脈鈎者，心，南方火也，萬物之所茂，垂枝布葉，皆下曲如鈎。故其脈之來疾去遲，故曰鈎。秋脈毛者，肺，西方金也，萬物之所終，草木華葉，皆秋而落，其枝獨在，若毫毛也。故其脈之來，輕虛以浮，故曰毛。冬脈石者，腎，北方水也，萬物之所藏也，盛冬之時，水凝如石。故其脈之來，沉濡而滑，故曰石。此四時之脈也。

如有變奈何？

然：春脈弦，反者爲病。何謂反？

然：其氣來實強，是謂太過，病在外；氣來虛微，是謂不及，病在內。氣來厭厭聶聶，如循榆葉曰平；益實而滑，如循長竿曰病；急而勁益強，如新張弓弦曰死。春脈微弦曰平，弦多胃氣少曰病，但弦無胃氣曰死。春以胃氣爲本。

難經·難經正義

夏脈鈎，反者爲病。何謂反？

然：其氣來實強，是謂太過，病在外；氣來虛微，是謂不及，病在內。其脈來累累如環，如循琅玕曰平；

來而益數，如雞舉足者曰病；前曲後居，如操帶鈎曰死。夏脈微鈎曰平，鈎多胃氣少曰病，但鈎無胃氣曰死。

夏以胃氣爲本。

秋脈毛，反者爲病。何謂反？

然：其氣來實強，是謂太過，病在外；氣來虛微，是謂不及，病在內。其脈來藹藹如車蓋，按之益大曰平；

不上不下，如循雞羽曰病；按之蕭索，如風吹毛曰死。秋脈微毛曰平，毛多胃氣少曰病，但毛無胃氣曰死。秋

以胃氣爲本。

冬脈石，反者爲病。何謂反？

然：其氣來實強，是謂太過，病在外；氣來虛微，是謂不及，病在內。脈來上大下兌，濡滑如雀之喙曰平；

啄啄連屬，其中微曲曰病；來如解索，去如彈石曰死。冬脈微石曰平，石多胃氣少曰病，但石無胃氣曰死。冬

以胃氣爲本。胃者，水穀之海，主稟。四時皆以胃氣爲本，是謂四時之變病，死生之要會也。脾者，中州也，

其平和不可得見，衰乃見耳。來如雀之啄，如水之下漏，是脾衰之見也。

十六難

曰：脈有三部九候，有陰陽，有輕重，有六十首，一脈變爲四時，離聖久遠，各自是其法，何以別之？

然：是其病，有內外證。

其病爲之奈何？

然：假令得肝脈，其外證善潔，面青，善怒；其內證臍左有動氣，按之牢若痛；其病四肢滿，閉淋，溲便難，轉筋。有是者肝也，無是者非也。

假令得心脈，其外證面赤，口干，喜笑；其內證臍上有動氣，按之牢若痛；其病煩心，心痛，掌中熱而啘。有是者心也，無是者非也。

假令得脾脈，其外證面黃，善噫，善思，善味；其內證當臍有動氣，按之牢若痛；其病腹脹滿，食不消，體重節痛，怠惰嗜臥，四肢不收。有是者脾也，無是者非也。

假令得肺脈，其外證面白，善嚏，悲愁不樂，欲哭；其內證臍右有動氣，按之牢若痛；其病喘欬，灑淅寒熱。有是者肺也，無是者非也。

假令得腎脈，其外證面黑，善恐欠；其內證臍下有動氣，按之牢若痛；其病逆氣，小腹急痛，泄如下重，足脛寒而逆。有是者腎也，無是者非也。

十七難

曰：經言病或有死，或有不治自愈，或連年月不已，其死生存亡，可切脈而知之耶？

然：可盡知也。

診病若閉目不欲見人者，脈當得肝脈強急而長，反得肺脈浮短而濇者，死也。

病若開目而渴，心下牢者，脈當得緊實而數，而反得沉濇而微者，死也。

病若吐血，復鼽衄血者，脈當沉細，而反浮大而牢者，死也。

病若譫言妄語，身當有熱，脈當洪大，而反手足厥逆，脈沉細而微者，死也。

病若大腹而泄者，脈當微細而濇，反緊大而滑者，死也。

十八難

曰：脈有三部，部有四經，手有太陰、陽明，足有太陽、少陰，爲上下部，何謂也？

然：手太陰、陽明，金也；足少陰、太陽，水也。金生水，水流下行而不能上，故在下部也。

足厥陰、少陽，木也，生手太陽、少陰火，火炎上行而不能下，故爲上部。

手心主少陽火，生足太陰陽明土，土主中宮，故在中部也。

難經·難經正義

此皆五行子母更相生養者也。

脈有三部九候，各何主之？

然：三部者，寸、關、尺也。九候者，浮、中、沉也。
上部法天，主胸以上至頭之有疾也；中部法人，主膈以下至臍之有疾也；下部法地，主臍以下至足之有
疾也。審而刺之者也。

人病有沉滯久積聚，可切脈而知之耶？

然：診病在右脇有積氣，得肺脈結，脈結甚則積甚，結微則氣微。

診不得肺脈，而右脇有積氣者，何也？

然：肺脈雖不見，右手脈當沉伏。

其外痼疾同法耶？將異也？

然：結者，脈來去時一止，無常數，名曰結也。伏者，脈行筋下也。浮者，脈在肉上行也。左右表裏，
法皆如此。假令脈結伏者，內無積聚；脈浮結者，外無痼疾；有積聚，脈不結伏；有痼疾，脈不浮結。為脈不
應病，病不應脈，是為死病也。

十九難

曰：經言脈有逆順，男女有恆。而反者，何謂也？

然：男子生於寅，寅爲木，陽也。女子生於申，申爲金，陰也。故男脈在關上，女脈在關下。是以男子尺脈恒弱，女子尺脈恒盛，是其常也。反者，男得女脈，女得男脈也。

其爲病何如？

然：男得女脈爲不足，病在內。左得之，病在左；右得之，病在右，隨脈言之也。女得男脈爲太過，病在四肢。左得之，病在左；右得之，病在右，隨脈言之，此之謂也。

二十難

曰：經言脈有伏匿。伏匿於何藏而言伏匿耶？

然：謂陰陽更相乘、更相伏也。脈居陰部而反陽脈見者，爲陽乘陰也；雖陽脈，時沉濇而短，此謂陽中伏陰也。脈居陽部而反陰脈見者，爲陰乘陽也；雖陰脈，時浮滑而長，此謂陰中伏陽也。重陽者狂，重陰者癲。

脫陽者，見鬼；脫陰者，目盲。

二十一難

曰：經言人形病，脈不病，曰生；脈病，形不病，曰死。何謂也？

然：人形病，脈不病，非有不病者也，謂息數不應脈數也。此大法。

二十二難

曰：經言脈有是動，有所生病。一脈變爲二病者，何也？

然：經言是動者，氣也；所生病者，血也。邪在氣，氣爲是動；邪在血，血爲所生病。氣主呴之，血主濡之。

氣留而不行者，爲氣先病也；血壅而不濡者，爲血後病也。故先爲是動，後所生病也。

二十三難

曰：手足三陰三陽，脈之度數，可曉以不？

然：手足三陽之脈，從手至頭，長五尺，五六合三丈。

手三陰之脈，從手至胸中，長三尺五寸，三六一丈八尺，五六三尺，合二丈一尺。

足三陽之脈，從足至頭，長八尺，六八四丈八尺。足三陰之脈，從足至胸，長六尺五寸，六六三丈六尺，五六三尺，合三丈九尺。

人兩足蹻脈，從足至目，長七尺五寸，二七一丈四尺，二五一尺，合一丈五尺。

督脈、任脈，各長四尺五寸，二四八尺，二五一尺，合九尺。

凡脈長一十六丈二尺，此所謂經脈長短之數也。

經脈十二，絡脈十五，何始何窮也？

然：經脈者，行血氣，通陰陽，以榮於身者也。其始從中焦，注手太陰、陽明；陽明注足陽明、太陰；太陰注手少陰、太陽；太陽注足太陽、少陰；少陰注手心主、少陽；少陽注足少陽、厥陰；厥陰復還注手太陰。

別絡十五，皆因其原，如環無端，轉相灌溉，朝於寸口、人迎，以處百病，而決死生也。

經云：明知終始，陰陽定矣。何謂也？

然：終始者，脈之紀也。寸口、人迎，陰陽之氣通於朝使，如環無端，故曰始也。終者，三陰三陽之脈絕，絕則死。死各有形，故曰終也。

二十四難

曰：手足三陰三陽氣已絕，何以爲候？可知其吉凶不？

然：足少陰氣絕，即骨枯。少陰者，冬脈也，伏行而溫於骨髓。故骨髓不溫，即肉不着骨；骨肉不相親，即肉濡而卻；肉濡而卻，故齒長而枯，發無潤澤；無潤澤者，骨先死。戊日篤，己日死。

足太陰氣絕，則脈不榮其口脣。口脣者，肌肉之本也。脈不榮，則肌肉不滑澤；肌肉不滑澤，則人中滿；人中滿，則脣反；脣反，則肉先死。甲日篤，乙日死。

足厥陰氣絕，即筋縮引卵與舌卷。厥陰者，肝脈也。肝者，筋之合也。筋者，聚於陰器而絡於舌本，故脈不榮，則筋縮急；筋縮急即引卵與舌。故舌卷卵縮，此筋先死。庚日篤，辛日死。

手太陰氣絕，即皮毛焦。太陰者，肺也，行氣溫於皮毛者也。氣弗榮，則皮毛焦；皮毛焦，則津液去；津液去，則皮節傷；皮節傷，則皮枯毛折；毛折者，則毛先死。丙日篤，丁日死。

手少陰氣絕，則脈不通；脈不通，則血不流；血不流，則色澤去。故面色黑如黧，此血先死。壬日篤，癸日死。

一八

三陰氣俱絕者，則目眩轉、目瞑，目瞑者，爲失志；失志者，則志先死。死，即目瞑也。

六陽氣俱絕者，則陰與陽相離。陰陽相離，則腠理泄，絕汗乃出，大如貫珠，轉出不流，即氣先死。旦占夕死，

夕占旦死。

二十五難

曰：有十二經，五藏六府十一耳，其一經者，何等經也？

然：一經者，手少陰與心主別脈也。心主與三焦爲表裏，俱有名而無形，故言經有十二也。

二十六難

曰：經有十二，絡有十五，餘三絡者，是何等絡也？

然：有陽絡，有陰絡，有脾之大絡。陽絡者，陽蹻之絡也。陰絡者，陰蹻之絡也。故絡有十五焉。

二十七難

曰：脈有奇經八脈者，不拘於十二經，何也？

然：有陽維，有陰維，有陽蹺，有陰蹺，有衝，有督，有任，有帶之脈。凡此八脈者，皆不拘於經，故

曰奇經八脈也。

經有十二，絡有十五，凡二十七，氣相隨上下，何獨不拘於經也？

然：聖人圖設溝渠，通利水道，以備不虞。天雨降下，溝渠溢滿，當此之時，霶霈妄行，聖人不能復圖也。

此絡脈滿溢，諸經不能復拘也。

二十八難

曰：其奇經八脈者，既不拘於十二經，皆何起何繼也？

然：督脈者，起於下極之俞，並於脊裏，上至風府，入屬於腦。

任脈者，起於中極之下，以上毛際，循腹裏，上關元，至喉咽。

衝脈者，起於氣衝，並足陽明之經，夾臍上行，至胸中而散也。

帶脈者，起於季脇，迴身一周。陽蹺脈者，起於跟中，循外踝上行，入風池。

陰蹺脈者，亦起於跟中，循內踝上行，至咽喉，交貫衝脈。

陽維、陰維者，維絡於身，溢畜，不能環流灌溉諸經者也。故陽維起於諸陽會也，陰維起於諸陰交也。

比於聖人圖設溝渠，溝渠滿溢，流於深湖，故聖人不能拘通也。而人脈隆盛，入於八脈而不還周，故十二經亦有不能拘之。其受邪氣，畜則腫熱，砭射之也。

二十九難

曰：奇經之爲病，何如？

然：陽維維於陽，陰維維於陰，陰陽不能自相維，則悵然失志，溶溶不能自收持。

陽維爲病苦寒熱，陰維爲病苦心痛。

陰蹻爲病，陽緩而陰急；陽蹻爲病，陰緩而陽急。

衝之爲病，逆氣而裏急。

督之爲病，脊強而厥。

任之爲病，其內苦結，男子爲七疝，婦子爲瘕聚。帶之爲病，腹滿，腰溶溶若坐水中。此奇經八脈之爲病也。

論藏府

三十難

曰：榮氣之行，常與衛氣相隨不？

然：經言人受氣於穀，穀入於胃，乃傳於五藏六府，五藏六府皆受於氣。其清者爲榮，濁者爲衛；榮行脈中，衛行脈外；榮周不息，五十而復大會。陰陽相貫，如環之無端，故知榮衛相隨也。

三十一難

曰：三焦者，何稟何生？何始何終？其治常在何許？可曉以不？

然：三焦者，水穀之道路，氣之所終始也。

上焦者，在心下，下膈，在胃上口，主內而不出。其治在膻中，玉堂下一寸六分，直兩乳間陷者是。

中焦者，在胃中脘，不上不下，主腐熟水穀，其治在臍旁。

下焦者，當膀胱上口，主分別清濁，主出而不內，以傳導也。其治在臍下一寸，故名曰三焦，其府在氣街。

難經·難經正義

三十二難

曰：五藏俱等，而心肺獨在膈上者，何也？

然：心者血，肺者氣。血爲榮，氣爲衛，相隨上下，謂之榮衛。通行經絡，營周於外，故令心肺獨在膈上也。

三十三難

曰：肝青象木，肺白象金。肝得水而沉，木得水而浮；肺得水而浮，金得水而沉。其意何也？

然：肝者，非爲純木也，乙角也，庚之柔。大言陰與陽，小言夫與婦。釋其微陽，而吸其微陰之氣，其意樂金，又行陰道多，故令肝得水而沉也。肺者，非爲純金也，辛商也，丙之柔。大言陰與陽，小言夫與婦。釋其微陰，婚而就火，其意樂火，又行陽道多，故令肺得水而浮也。肺熟而復沉，肝熟而復浮者，何也？故知辛當歸庚，乙當歸甲也。

三十四難

曰：五藏各有聲、色、臭、味、液，皆可曉知以不？

然：《十變》言：肝色青，其臭臊，其味酸，其聲呼，其液泣；心色赤，其臭焦，其味苦，其聲言，其液汗；

脾色黃，其臭香，其味甘，其聲歌，其液涎；肺色白，其臭腥，其味辛，其聲哭，其液涕；腎色黑，其臭腐，

其味鹹，其聲呻，其液唾。是五藏聲、色、臭、味、液也。

五藏有七神，各何所藏耶？

然：藏者，人之神氣所舍藏也。故肝藏魂，肺藏魄，心藏神，脾藏意與智，腎藏精與志也。

三十五難

曰：五藏各有所府皆相近，而心肺獨去大腸、小腸遠者，何也？

然：經言心榮肺衛，通行陽氣，故居在上；大腸、小腸，傳陰氣而下，故居在下。所以相去而遠也。

又諸府者，皆陽也，清淨之處。今大腸、小腸、胃與膀胱，皆受不淨，其意何也？

然：諸府者，謂是非也。經言：小腸者，受盛之府也；大腸者，傳瀉行道之府也；膽者，清淨之府也；胃者，

水穀之府也；膀胱者，津液之府也。一府猶無兩名，故知非也。小腸者，心之府；大腸者，肺之府；膽者，肝

之府；胃者，脾之府；膀胱者，腎之府。小腸謂赤腸，大腸謂白腸，膽者謂青腸，胃者謂黃腸，膀胱者謂黑腸。

下焦之所治也。

三十六難

曰：藏各有一耳，腎獨有兩者，何也？

然：腎兩者，非皆腎也。其左者爲腎，右者爲命門。命門者，諸神精之所舍，原氣之所繫也；男子以藏精，女子以繫胞。故知腎有一也。

三十七難

曰：五藏之氣，於何發起，通於何許，可曉以不？

然：五藏者，常內閱於上七竅也。故肺氣通於鼻，鼻和則知香臭矣；肝氣通於目，目和則知黑白矣；脾氣通於口，口和則知穀味矣；心氣通於舌，舌和則知五味矣；腎氣通於耳，耳和則知五音矣。五藏不和，則七竅不通；六府不和，則留結爲癰。

邪在六府，則陽脈不和，陽脈不和，則氣留之；氣留之，則陽脈盛矣。邪在五藏，則陰脈不和；陰脈不和，則血留之；血留之，則陰脈盛矣。陰氣太盛，則陽氣不得相營也，故曰格。陽氣太盛，則陰氣不得相營也，故曰關。陰陽俱盛，不得相營也，故曰關格。關格者，不得盡其命而死矣。

經言氣獨行於五藏，不營於六府者，何也？

然：夫氣之所行也，如水之流，不得息也。故陰脈營於五藏，陽脈營於六府，如環無端，莫知其紀，終而復始，

其不覆溢，人氣內溫於藏府，外濡於腠理。

三十八難

曰：藏唯有五，府獨有六者，何也？

然：所以府有六者，謂三焦也。有原氣之別焉，主持諸氣，有名而無形，其經屬手少陽，此外府也，故

言府有六焉。

三十九難

曰：經言府有五，藏有六者，何也？

然：六府者，正有五府也。五藏亦有六藏者，謂腎有兩藏也。其左爲腎，右爲命門。命門者，謂精神之所舍也；

男子以藏精，女子以繫胞，其氣與腎通。故言藏有六也。

府有五者，何也？

然：五藏各一府，三焦亦是一府，然不屬於五藏，故言府有五焉。

四十難

曰：經言肝主色，心主臭，脾主味，肺主聲，腎主液。鼻者，肺之候，而反知香臭；耳者，腎之候，而反聞聲。

其意何也？

然：肺者，西方金也，金生於巳。巳者南方火，火者心，心主臭，故令鼻知香臭。腎者，北方水也，水生於申。

申者西方金，金者肺，肺主聲，故令耳聞聲。

四十一難

曰：肝獨有兩葉，以何應也？

然：肝者，東方木也，木者，春也。萬物始生，其尚幼小，意無所親，去太陰尚近，離太陽不遠，猶有兩心，

故有兩葉，亦應木葉也。

四十二難

曰：人腸胃長短，受水穀多少，各幾何？

然：胃大一尺五寸，徑五寸，長二尺六寸，橫屈，受水穀三鬥五升，其中常留穀二鬥，水一鬥五升。小

難經·難經正義

腸大二寸半，徑八分，分之少半，長三丈二尺，受穀二鬥四升，水六升三合，合之大半。迴腸大四寸，徑一寸半，長二丈一尺，受穀一鬥，水七升半。廣腸大八寸，徑二寸半，長二尺八寸，受穀九升三合，八分合之一。故腸胃凡長五丈八尺四寸，合受水穀八鬥七升六合，八分合之一。此腸胃長短，受水穀之數也。

肝重四斤四兩，左三葉，右四葉，凡七葉，主藏魂。心重十二兩，中有七孔三毛，盛精汁三合，主藏神。肺重三斤三兩，六葉兩耳，凡八葉，主藏魄。脾重二斤三兩，扁廣三寸，長五寸，有散膏半斤，主裹血，溫五藏，主藏意。腎有兩枚，重一斤一兩，主藏志。

膽在肝之短葉間，重三兩三銖，盛精汁三合。胃重二斤二兩，紆曲屈伸，長二尺六寸，大一尺五寸，徑五寸，盛穀二鬥，水一鬥五升。小腸重二斤十四兩，長三丈二尺，廣二寸半，徑八分，分之少半，左迴疊積十六曲，盛穀二鬥四升，水六升三合，合之大半。大腸重二斤十二兩，長二丈一尺，廣四寸，徑一寸，當臍右迴十六曲，盛穀一鬥，水七升半。膀胱重九兩二銖，從廣九寸，盛溺九升九合。

口廣二寸半，脣至齒，長九分。齒以後至會厭，深三寸半，大容五合。舌重十兩，長七寸，廣二寸半。咽門重十二兩，廣二寸半，至胃長一尺六寸。喉嚨重十二兩，廣二寸，長一尺二寸，九節。肛門重十二兩，大八寸，徑二寸大半，長二尺八寸，受穀九升三合，八分合之一。

四十三難

曰：人不食飲，七日而死者，何也？

然：人胃中當有留穀二鬥，水一鬥五升。故平人日再至圊，一行二升半，一日中五升，七日五七三鬥五升，而水穀盡矣。故平人不食飲七日而死者，水穀津液俱盡，即死矣。

四十四難

曰：七衝門何在？

然：脣爲飛門，齒爲戶門，會厭爲吸門，胃爲賁門，太倉下口爲幽門，大腸小腸會爲闌門，下極爲魄門，故曰七衝門也。

四十五難

曰：經言八會者，何也？

然：府會太倉，藏會季脇，筋會陽陵泉，髓會絕骨，血會膈俞，骨會大杼，脈會太淵，氣會三焦外一筋直兩乳內也。熱病在內者，取其會之氣穴也。

四十六難

曰：老人臥而不寐，少壯寐而不寤者，何也？

然：經言少壯者，血氣盛，肌肉滑，氣道通，榮衛之行不失於常，故晝日精，夜不寤也。老人血氣衰，肌肉不滑，榮衛之道澀，故晝日不能精，夜不得寐也。故知老人不得寐也。

四十七難

曰：人面獨能耐寒者，何也？

然：人頭者，諸陽之會也。諸陰脈皆至頸，胸中而還，獨諸陽脈皆上至頭耳，故令面耐寒也。

四十八難

曰：人有三虛三實，何謂也？

然：有脈之虛實，有病之虛實，有診之虛實也。脈之虛實者，濡者爲虛，牢者爲實。病之虛實者，出者爲虛，入者爲實；言者爲虛，不言者爲實；緩者爲虛，急者爲實。診之虛實者，癢者爲虛，痛者爲實；外痛內快，爲外實內虛；內痛外快，爲內實外虛。故曰虛實也。

四十九難

曰：有正經自病，有五邪所傷，何以別之？

然：憂愁思慮則傷心；形寒飲冷則傷肺；恚怒氣逆，上而不下則傷肝；飲食勞倦則傷脾；久坐濕地，強力入水則傷腎。是正經之自病也。

何謂五邪？

然：有中風，有傷暑，有飲食勞倦，有傷寒，有中濕。此之謂五邪。

假令心病，何以知中風得之？

難經·難經正義

然：其色當赤。何以言之？肝主色，自入爲青，入心爲赤，入脾爲黄，入肺爲白，入腎爲黑。肝爲心邪，

故知當赤色。其病身熱，脅下滿痛，其脈浮大而弦。

何以知傷暑得之？

然：當惡臭。何以言之？心主臭，自入爲焦臭，入脾爲香臭，入肝爲臊臭，入腎爲腐臭，入肺爲腥臭。

故知心病傷暑得之，當惡臭。其病身熱而煩，心痛，其脈浮大而散。

何以知飲食勞倦得之？

然：當喜苦味也。虛爲不欲食，實爲欲食。何以言之？脾主味，入肝爲酸，入心爲苦，入肺爲辛，入腎爲鹹，自入爲甘。故知脾邪入心，爲喜苦味也。其病身熱而體重，嗜臥，四肢不收，其脈浮大而緩。

何以知傷寒得之？

然：當譫言妄語。何以言之？肺主聲，入肝爲呼，入心爲言，入脾爲歌，入腎爲呻，自入爲哭。故知肺邪入心，爲譫言妄語也。其病身熱，灑灑惡寒，甚則喘欬，其脈浮大而濇。

何以知中濕得之？

然：當喜汗出不可止。何以言之？腎主濕，入肝爲泣，入心爲汗，入脾爲涎，入肺爲涕，自入爲唾。故知腎邪入心，爲汗出不可止也。其病身熱而小腹痛，足脛寒而逆，其脈沉濡而大。此五邪之法也。

難經·難經正義

五十難

曰：病有虛邪，有實邪，有賊邪，有微邪，有正邪，何以別之？

然：從後來者爲虛邪，從前來者爲實邪，從所不勝來者爲賊邪，從所勝來者爲微邪，自病者爲正邪。何以言之？假令心病，中風得之爲虛邪，傷暑得之爲正邪，飲食勞倦得之爲實邪，傷寒得之爲微邪，中濕得之爲賊邪。

五十一難

曰：病有欲得溫者，有欲得寒者，有欲得見人者，有不欲得見人者，而各不同，病在何藏府也？

然：病欲得寒，而欲見人者，病在府也；病欲得溫，而不欲見人者，病在藏也。何以言之？府者，陽也，陽病欲得寒，又欲見人；藏者，陰也，陰病欲得溫，又欲閉戶獨處，惡聞人聲。故以別知藏府之病也。

五十二難

曰：藏府發病，根本等不？

然：不等也。其不等奈何？

難經·難經正義

然：藏病者，止而不移，其病不離其處；府病者，仿佛賁響，上下行流，居處無常。故以此知藏府根本不同也。

五十三難

曰：經言七傳者死，間藏者生，何謂也？

然：七傳者，傳其所勝也。間藏者，傳其子也。何以言之？假令心病傳肺，肺傳肝，肝傳脾，脾傳腎，腎傳心，一藏不再傷，故言七傳者死也。間藏者，傳其所生也。假令心病傳脾，脾傳肺，肺傳腎，腎傳肝，肝傳心，是母子相傳，竟而復始，如環無端，故曰生也。

五十四難

曰：藏病難治，府病易治，何謂也？

然：藏病所以難治者，傳其所勝也；府病易治者，傳其子也。與七傳、間藏同法也。

五十五難

曰：病有積、有聚，何以別之？

然：積者，陰氣也；聚者，陽氣也。故陰沉而伏，陽浮而動。氣之所積，名曰積；氣之所聚，名曰聚。故積者，

五藏所生；聚者，六府所成也。積者，陰氣也，其始發有常處，其痛不離其部，上下有所終始，左右有所窮處；聚者，陽氣也，其始發無根本，上下無所留止，其痛無常處，謂之聚。故以是別知積聚也。

五十六難

曰：五藏之積，各有名乎？以何月何日得之？

然：肝之積，名曰肥氣，在左脇下，如覆杯，有頭足。久不愈，令人發欬逆、痎瘧，連歲不已。以季夏戊己日得之。何以言之？肺病傳於肝，肝當傳脾，脾季夏適王，王者不受邪，肝復欲還肺，肺不肯受，故留結爲積。故知肥氣以季夏戊己日得之。

心之積，名曰伏梁，起臍上，大如臂，上至心下。久不愈，令人病煩心。以秋庚辛日得之。何以言之？腎病傳心，心當傳肺，肺以秋適王，王者不受邪，心復欲還腎，腎不肯受，故留結爲積。故知伏梁以秋庚辛日得之。

脾之積，名曰痞氣，在胃脘，覆大如盤。久不愈，令人四肢不收，發黃疸，飲食不爲肌膚。以冬壬癸日得之。何以言之？肝病傳脾，脾當傳腎，腎以冬適王，王者不受邪，脾復欲還肝，肝不肯受，故留結爲積。故知痞氣以冬壬癸日得之。

肺之積，名曰息賁，在右脇下，覆大如杯。久不已，令人灑淅寒熱，喘欬，發肺壅。以春甲乙日得之。

難經・難經正義

何以言之？心病傳肺，肺當傳肝，肝以春適王，王者不受邪，肺復欲還心，心不肯受，故留結爲積。故知息賁

以春甲乙日得之。

腎之積，名曰賁豚，發於少腹，上至心下，若豚狀，或上或下無時。久不已，令人喘逆，骨痿少氣。以

夏丙丁日得之。何以言之？脾病傳腎，腎當傳心，心以夏適王，王者不受邪，腎復欲還脾，脾不肯受，故留結

爲積。故知賁豚以夏丙丁日得之。此五積之要法也。

五十七難

曰：泄凡有幾？皆有名不？

然：泄凡有五，其名不同。有胃泄，有脾泄，有大腸泄，有小腸泄，有大瘕泄，名曰後重。胃泄者，飲食不化，

色黃。脾泄者，腹脹滿，泄注，食即嘔吐逆。大腸泄者，食已窘迫，大便色白，腸鳴切痛。小腸泄者，溲而便膿血，

少腹痛。大瘕泄者，裏急後重，數至圊而不能便，莖中痛。此五泄之要法也。

五十八難

曰：傷寒有幾？其脈有變不？

然：傷寒有五，有中風，有傷寒，有濕溫，有熱病，有溫病，其所苦各不同。

中風之脈，陽浮而滑，陰濡而弱；濕溫之脈，陽濡而弱，陰小而急；傷寒之脈，陰陽俱盛而緊濇；熱病之脈，

陰陽俱浮，浮之而滑，沉之散濇；溫病之脈，行在諸經，不知何經之動也，各隨其經所在而取之。

傷寒有汗出而愈，下之而死者；有汗出而死，下之而愈者，何也？

然：陽虛陰盛，汗出而愈，下之即死；陽盛陰虛，汗出而死，下之而愈。

寒熱之病，候之如何也？

然：皮寒熱者，皮不可近席，毛發焦，鼻槁，不得汗；肌寒熱者，皮膚痛，脣舌槁，無汗；骨寒熱者，

病無所安，汗注不休，齒本槁痛。

五十九難

曰：狂癲之病，何以別之？

然：狂疾之始發，少臥而不飢，自高賢也，自辨智也，自貴倨也，妄笑，好歌樂，妄行不休是也。癲疾始發

意不樂，直視僵仆。其脈三部陰陽俱盛是也。

六十難

曰：頭心之病，有厥痛，有真痛，何謂也？

難經・難經正義

然：手三陽之脈，受風寒，伏留而不去者，則名厥頭痛；入連在腦者，名真頭痛。其五藏氣相干，名厥心痛；

其痛甚，但在心，手足青者，即名真心痛。其真心痛者，旦發夕死，夕發旦死。

六十一難

曰：經言，望而知之謂之神，聞而知之謂之聖，問而知之謂之工，切脈而知之謂之巧。何謂也？

然：望而知之者，望見其五色，以知其病。聞而知之者，聞其五音，以別其病。問而知之者，問其所欲五味，

以知其病所起所在也。切脈而知之者，診其寸口，視其虛實，以知其病，病在何藏府也。經言，以外知之曰聖，

以內知之曰神，此之謂也。

六十二難

曰：藏井榮有五，府獨有六者，何謂也？

然：府者，陽也。三焦行於諸陽，故置一俞，名曰原。府有六者，亦與三焦共一氣也。

六十三難

曰：《十變》言，五藏六府榮合，皆以井為始者，何也？

然：井者，東方春也，萬物之始生。諸蚑行喘息，蜎飛蠕動，當生之物，莫不以春生。故歲數始於春，日數始於甲，故以井為始也。

六十四難

曰：《十變》又言，陰井木，陽井金；陰榮火，陽榮水；陰俞土，陽俞木；陰經金，陽經火；陰合水，陽合土。陰陽皆不同，其意何也？

然：是剛柔之事也。陰井乙木，陽井庚金。陽井庚，庚者，乙之剛也；陰井乙，乙者，庚之柔也。乙為木，

故言陰井木也；庚爲金，故言陽井金也。餘皆仿此。

六十五難

曰：經言，所出爲井，所入爲合，其法奈何？

然：所出爲井，井者，東方春也，萬物之始生，故言所出爲井也。所入爲合，合者，北方冬也，陽氣入藏，故言所入爲合也。

六十六難

曰：經言，肺之原，出於太淵；心之原，出於太陵，肝之原，出於太衝；脾之原，出於大白；腎之原，出於太溪；少陰之原，出於兌骨；膽之原，出於丘墟；胃之原，出於衝陽；三焦之原，出於陽池；膀胱之原，出於京骨；大腸之原，出於合谷；小腸之原，出於腕骨。十二經皆以俞爲原者，何也？

然：五藏俞者，三焦之所行，氣之所留止也。

三焦所行之俞爲原者，何也？

然：臍下腎間動氣者，人之生命也，十二經之根本也，故名曰原。三焦者，原氣之別使也，主通行三氣，經歷於五藏六府。原者，三焦之尊號也，故所止輒爲原。五藏六府之有病者，皆取其原也。

六十七難

曰：五藏募皆在陰，而俞皆在陽者，何謂也？

然：陰病行陽，陽病行陰。故令募在陰，俞在陽。

六十八難

曰：五藏六府，皆有井、滎、俞、經、合，皆何所主？

然：經言，所出爲井，所流爲滎，所注爲俞，所行爲經，所入爲合。井主心下滿，滎主身熱，俞主體重節痛，經主喘欬寒熱，合主逆氣而泄。此五藏六府井、滎、俞、經、合所主病也。

難經・難經正義

論鍼法

六十九難

曰：經言，虛者補之，實者瀉之，不虛不實，以經取之，何謂也？

然：虛者補其母，實者瀉其子，當先補之，然後瀉之。不虛不實，以經取之者，是正經自生病，不中他邪也，當自取其經，故言以經取之。

七十難

曰：春夏刺淺，秋冬刺深者，何謂也？

然：春夏者，陽氣在上，人氣亦在上，故當淺取之；秋冬者，陽氣在下，人氣亦在下，故當深取之。

春夏各致一陰，秋冬各致一陽者，何謂也？

然：春夏溫，必致一陰者，初下鍼，沉之至腎肝之部，得氣，引持之陰也。秋冬寒，必致一陽者，初內鍼，淺而浮之至心肺之部，得氣，推內之陽也。是謂春夏必致一陰，秋冬必致一陽。

難經·難經正義

七十一難

曰：經言，刺榮無傷衛，刺衛無傷榮，何謂也？

然：鍼陽者，臥鍼而刺之；刺陰者，先以左手攝按所鍼榮俞之處，氣散乃內鍼。是謂刺榮無傷衛，刺衛無傷榮也。

七十二難

曰：經言，能知迎隨之氣，可令調之。調氣之方，必在陰陽。何謂也？

然：所謂迎隨者，知榮衛之流行，經脈之往來也。隨其逆順而取之，故曰迎隨。調氣之方，必在陰陽者，知其內外表裏，隨其陰陽而調之，故曰調氣之方，必在陰陽。

七十三難

曰：諸井者，肌肉淺薄，氣少不足使也，刺之奈何？

然：諸井者，木也；榮者，火也；火者，木之子。當刺井者，以榮瀉之。故經言補者不可以爲瀉，瀉者不可以爲補，此之謂也。

七十四難

曰：經言，春刺井，夏刺滎，季夏刺俞，秋刺經，冬刺合者，何謂也？

然：春刺井者，邪在肝；夏刺滎者，邪在心；季夏刺俞者，邪在脾；秋刺經者，邪在肺；冬刺合者，邪在腎。

其肝、心、脾、肺、腎，而繫於春、夏、秋、冬者，何也？

然：五藏一病，輒有五也。假令肝病，色青者肝也，臊臭者肝也，喜酸者肝也，喜呼者肝也，喜泣者肝也。

其病眾多，不可盡言也。四時有數，而並繫於春、夏、秋、冬者也。鍼之要妙，在於秋毫者也。

七十五難

曰：經言，東方實，西方虛；瀉南方，補北方，何謂也？

然：金、木、水、火、土，當更相平。東方木也，西方金也。木欲實，金當平之；火欲實，水當平之；土欲實，木當平之；金欲實，火當平之；水欲實，土當平之。東方肝也，則知肝實；西方肺也，則知肺虛。瀉南方火，補北方水。南方火，火者，木之子也；北方水，水者，木之母也。水勝火。子能令母實，母能令子虛，故瀉火補水，欲令金不得平木也。經曰：不能治其虛，何問其餘，此之謂也。

難經·難經正義

七十六難

曰：何謂補瀉？當補之時，何所取氣？當瀉之時，何所置氣？

然：當補之時，從衛取氣；當瀉之時，從榮置氣。其陽氣不足，陰氣有餘，當先補其陽，而後瀉其陰；陰氣不足，陽氣有餘，當先補其陰，而後瀉其陽。榮衛通行，此其要也。

七十七難

曰：經言，上工治未病，中工治已病，何謂也？

然：所謂治未病者，見肝之病，則知肝當傳之與脾，故先實其脾氣，無令得受肝之邪，故曰治未病焉。中工者，見肝之病，不曉相傳，但一心治肝，故曰治已病也。

七十八難

曰：鍼有補瀉，何謂也？

然：補瀉之法，非必呼吸出內鍼也。知爲鍼者，信其左；不知爲鍼者，信其右。當刺之時，先以左手厭按所鍼榮、俞之處，彈而努之，爪而下之，其氣之來，如動脈之狀，順鍼而刺之。得氣，因推而內之，是謂補；

典籍裏的中醫叢書

動而伸之，是謂瀉。不得氣，乃與男外女內；不得氣，是謂十死不治也。

七十九難

曰：經言，迎而奪之，安得無虛？隨而濟之，安得無實？虛之與實，若得若失；實之與虛，若有若無，何謂也？

然：迎而奪之者，瀉其子也；隨而濟之者，補其母也。假令心病，瀉手心主俞，是謂迎而奪之者也；補

手心主井，是謂隨而濟之者也。所謂實之與虛者，牢濡之意也。氣來實牢者為得，濡虛者為失，故曰若得若失也。

八十難

曰：經言，有見如入，有見如出者，何謂也？

然：所謂有見如入，有見如出者，謂左手見氣來至，乃內鍼，鍼入見氣盡，乃出鍼。是謂有見如入，有見如出也。

八十一難

曰：經言，無實實虛虛，損不足而益有餘，是寸口脈耶？將病自有虛實耶？其損益奈何？

然：是病，非謂寸口脈也，謂病自有虛實也。假令肝實而肺虛，肝者木也，肺者金也，金木當更相平，當知金平木。

假令肺實而肝虛，微少氣，用鍼不補其肝，而反重實其肺，故曰實實虛虛，損不足而益有餘。此者中工之所害也。

難經正義

清代・葉霖 著

難經·難經正義

序

醫書之繁，汗牛充棟，然剽襲僞託者多矣，何從而信之哉，亦在慎辨之爾。辨之法有三：考其年以求其世；此後味其辭而索其旨之淺深；臨其診以證其言之是非，而真僞無所匿矣。執是以觀古今醫籍，益十不失一焉。若世傳之《難經》者，楊玄操序言渤海秦越人所作，殆難窮考，而仲景《傷寒論》自序，有撰用《素問》九卷、《八十一難》云云，其爲漢以前書無疑，是即史遷倉公傳所謂扁鵲之脈書也。而《隋書·經籍志》云：《黃帝八十一難》二卷，與楊氏之序不侔。夫難，問難也。

經者，問難《黃帝內經》之義也。云黃帝者，或原於此，越人之作，似屬可信。自古言醫者，皆祖述《內經》，而《內經》十八卷，西晉亂後，亡佚益多，《素問》九卷，梁《七錄》隋全元起注本，祇存其八，已佚第七一卷，王太僕拉雜《陰陽大論》之文，以補其亡，妄托得自張公秘本，殊不足據。《鍼經》九卷，唐人搜其殘帙，易名《靈樞》，亦非廬山真面。

越人去古未遠，採摘《內經》精要，意周旨密，雖爲華元化燼餘之書、經呂廣編次，不無衍闕，然醫經補逸，獨賴此篇，厥功偉矣。

惟理趣深遠，非淺學得窺堂奧，故詮注者，亡慮數十家，間見精義，究不能處處實有指歸，豈得爲後學津筏，讀者病之。霖學識庸陋，難探玄微，謹考經文，尋其意旨，旁採羣籍，資爲佐證，質以諸賢之箋釋，西士之剖驗，以正其義，非敢啟幽前秘，嘉惠來茲，唯在講肄之際，取便繙閱爾。

時光緒二十一年春正月揚州葉霖書於石林書屋

卷一

一難曰：十二經皆有動脈，獨取寸口，以決五藏六府死生吉凶之法，何謂也？

首發一難，問手足十二經皆有動脈，何以獨取寸口以決死生，以起下文之義。

按五藏六府之氣，晝夜循環，始於肺而終於肺，是肺爲一身之主氣，而寸口乃肺之動脈，在太淵、經渠之分，

爲脈之大會，故越人獨取此以候五藏六府之氣。然諸經動脈，不可不知，否則握手不及足，難免長沙之呵斥矣。

手陽明大腸脈動合谷，在手大指次指歧骨間。手少陰心脈動極泉，在臂內腋下筋間。手太陽小腸脈動天窗，在頸側大

筋間曲頰下。手少陽三焦脈動和髎，在耳兌發陷中。手厥陰心包絡脈動勞宮，在掌中屈中指無名指盡處是。足太陽膀

胱脈動委中，在膝膕約紋裏。足少陰腎脈動太溪，在足踝後跟骨上。足厥陰肝脈動太衝，在足大指本節後，同身寸二寸

足陽明胃脈動衝陽，在足大指次指陷中爲內庭，上內庭同身寸五寸是。足太陰脾脈動衝門，在期門下，同身寸之一尺五分。

是。足少陽膽脈動聽會，在耳前陷中。考《明堂鍼灸圖》、《甲乙經》諸書，指稱動脈者二十餘穴，惟此十餘穴，

或可用以診候，而此十餘穴中，又以太溪、衝陽、太衝三足脈爲扼要也。

然：寸口者，脈之大會，手太陰之脈動也。

然，答辭。會，聚也。手太陰，肺之經，言肺主氣，十二經之脈動，皆肺氣鼓之，故肺朝百脈，而大會於寸口。

寸口者，即《素問·經脈別論》氣口成寸，以決死生之義，故曰寸口。寸口三部，魚際爲寸，太淵之高骨爲關，

經渠爲尺，是手太陰肺經之動脈也。人之飲食入胃，其清氣上注於肺，以應呼吸，而行脈度，越人立問之意，

所以獨取夫寸口，而後世宗之，爲不易之法。四十五難脈會太淵，亦此義也。

人一呼脈行三寸，一吸脈行二寸，呼吸定息，脈行六寸。人一日一夜，凡一萬三千五百息，脈行五十

度周於身。漏水下百刻，榮衛行陽二十五度，行陰亦二十五度，爲一周也，故五十度復會於手太陰，寸口者，

五藏六府之所終始，故法取於寸口也。

此承上文言，人謂平人，不病而息數調勻者也。《靈樞·五十營篇》漏水下百刻，以分晝夜，人一呼脈動，

氣行三寸，一吸脈亦再動，氣行三寸，呼吸定息，氣行六寸，十息氣行六尺，二百七十息，氣行十六丈二尺，

氣行一周於身，水下二刻，二千七百息，氣行十周於身，水下二十刻，一萬三千五百息，氣行五十營於身，水

下百刻，凡行八百一十丈。《營衛生會篇》：人受氣於穀，穀入於胃，以傳於肺，其清者爲營，濁者爲衛，營

在脈中，衛在脈外；營周不休，五十度而復大會，衛與營俱行陽二十五度，行陰二十五度，一周也，故亦五十

度而復大會於手太陰矣。《素問·平人氣象論》：人一呼脈再動，一吸脈再動，呼吸定息，脈五動，閏以太息，

命曰平人。是脈者，營氣也。行經脈一日五十周，今日平旦始於手太陰之寸口，明日平旦又會於手太陰之寸口，

此五藏六府之所終始，故取法於寸口也。

按 脈者，血中之氣也，經言營氣，取營運於中之義。西醫言食入於胃至小腸，皆有微絲管吸其精液，上

至頸會管，過肺入心左上房，心體中空，四壁嶙峋，或四或凸，中有直肉隔之，故稱左房右房；左右半截，又有橫肉間之，

難經·難經正義

難經・難經正義

以分上下，筋絲數條牽連，故自能開闔，以應呼吸也。化赤爲血，此即清者爲營也。其血從左上房落左下房，入總脈管，

由脊之膂筋，循行經脈之間，一日夜五十度周於身，盡八百十丈之脈道，以應呼吸。漏下者，營氣也。若夫衛氣，

取衛護於外之義，經脈中之血氣，由脈管之尾，出諸氣街，入微絲血管，經謂孫絡者是也。與陽明之悍氣人之飲

食，五味雜投，癸能無毒，西醫謂之炭氣者，此也。相合，散布通體皮腠之間，充膚熱肉，淡滲毫毛，此即濁者歸衛

也。脈管之赤血，既入微絲血管，則其色漸變漸紫，西醫因其有毒，謂之炭氣。散布遍體，漸並漸粗，

而接入迴血管經謂絡脈者是也。之尾，血入迴血管，合陽明悍氣，交相逆順而行。外行經脈者，

有陰陽之別，衛行脈外者是也。迴血管內外行遍，入總迴管，至心右上房，遞入於肺，呼出悍氣，

言營行脈中，一支浮於肌腠之上，一支沉於分肉之間，即陽絡行於皮表，陰絡行於皮裏，而皆與脈管偕行，經

吸入生氣，其血復化爲赤，入心左上房，陰陽相貫，如環無端者，此之謂也。然氣中有血，血中有氣，氣與血

不可須臾之相離，乃陰陽互根，自然之理也。夫運行經脈中之血氣，周夜行五十周者，如月之應水，流貫地中，

其行疾。

出諸氣街，合陽明悍氣，纏布周身之血氣，晝夜行一周者，如日隨天道，繞地環轉，其行遲，故人與天地參也。

行陰行陽者，陰絡陽絡中血氣隨經脈偕之衛氣也。至若外邪襲入，熱傷氣，寒傷血，當責諸孫絡纏布周身之衛氣。

伏氣內發，當責諸絡脈中之衛氣。浮於脈外者，可刺之以泄其氣，沉於脈內者，宜急攻以殺其毒。診脈察病，

當責諸運氣脈管之營氣。蓋血入心之上房，落下房，過總脈管，皆開闔聲與呼吸相應，故可候脈之動數，而西

醫聽聲以辨心疾，亦取乎此。

二難曰：脈有尺寸，何謂也？然：尺寸者，脈之大要會也。

會，聚也。要會者，言切要聚會之處也。人之一身，經絡營衛，五藏六府，莫不由於陰陽，而或過與不及，

於尺寸見焉，故爲脈之大要會也。一難言寸口爲脈之大會，以肺朝百脈而言也。

此言尺寸爲脈之大要會，以陰陽對待而言也。

從關至尺是尺內，陰之所治也；從關至魚際是寸內，陽之所治也。

關者，尺寸分界之地，《脈訣》所謂高骨爲關是也。關下爲尺，主腎肝而沉，故屬陰。魚際，大指本節

後內廉大白肉名曰魚，其赤白肉分界，即魚際也。關上爲寸口，主心肺而浮，故屬陽。治，理也。欲明陰陽爲

病之治者。須於尺寸候之也。

故分寸爲尺，分尺爲寸。

寸爲陽，尺爲陰，陽上而陰下，寸之下尺也，尺之上寸也，關居其中以爲限也。言分寸爲尺，分尺爲寸者，

謂關上分去一寸，則餘者爲尺，關下分去一尺，則餘者爲寸，此明尺寸之所以得名也。

故陰得尺內一寸，陽得寸內九分。

此又於尺寸中分其長短之位，以合陰陽之數，一寸爲偶數，九分爲奇數也。蓋關以下至尺澤，皆謂之尺，

而診脈則止候關下一寸。關以上至魚際，皆謂之寸，而診脈止候關上九分。故曰：尺中一寸，寸內九分也。

尺寸終始，一寸九分，故曰尺寸也。

寸爲尺之始，尺者寸之終，云尺寸者，以終始對待而言，其實則寸得九分，尺得一寸，皆陰陽之盈數也。

然得一寸不名曰寸，得九分不名曰分者，以其在尺之中也。

三難曰：脈有太過，有不及，有陰陽相乘，有覆有溢，有關有格，何謂？

此言太過不及，皆病脈也。陰乘陽，則陰太過而犯陽，爲陽不及；陽乘陰，則陽太過而犯陰，爲陰不及。

若相乘之甚者，則爲覆溢之脈，而成關格之證也。

然：關之前者，陽之動也，脈當見九分而浮，過者法曰太過，減者法曰不及。

關前爲陽，寸脈所動之位。脈見九分而浮，九，陽數，寸之位浮，陽脈是其常也。過，謂過於本位，過於常脈；

遂上魚爲溢，爲外關內格，此陰乘之脈也。

不及，謂不及本位，不及常脈，是皆病脈也。

遂者，徑行而直前也。魚，即魚際。溢，如水之溢滿，而出於外也。陽氣太盛，則陰氣不得相營，故曰關。

陰氣太盛，則陽氣不得相營，故曰格。此陰乘陽位，其脈遂溢於魚際之分，而成外關內格之證也。

關以後者，陰之動也。脈當見一寸而沉，過者法曰太過，減者法曰不及。

關後爲陰，尺脈所動之位。脈見一寸而沉，一寸陰數，尺之位沉，陰脈是其常也。過謂過於本位，過常脈；

不及謂不及本位，不及常脈，皆病脈也。

遂入尺爲覆，爲內關外格，此陽乘之脈也。

覆者，如牆之傾覆也。經云：陽氣太盛，則陰氣不得相營也。以陰不得營於陽，陽遂下陷而覆於尺之分，

此陽乘陰位之脈，而成內關外格之證也。

故曰覆溢，是其真藏之脈，人不病而死也。

覆溢之脈，乃陰陽離決之徵。若覆溢之微，雖關格重證，猶或未至危殆。若覆溢之甚，爲真藏之脈。真藏者，

謂藏氣已絕。其真形獨現於外，不必有疾病，而可決其必死也。

按脈乃血中之氣，謂之營氣，西醫言穀食入胃，其精液及至頸，過肺奉心，化赤爲血，應呼吸，行脈道。

即《靈樞・營氣篇》云：營氣之道，內穀爲寶，穀入於胃。乃傳之肺，流溢於中，布散於外，精專者行於經隧，

常營無已，終而復始者是也。蓋藏氣者，不能自至於手太陰，必因於胃氣，乃至於手太陰，是左右寸口，雖屬

於肺，而皆有陽明胃氣鼓舞其間，故胃爲脈之根，肺爲脈之幹也。《素問・脈要精微論》云：陰陽不相應，病

名曰關格。六節藏象論以人迎一盛至四盛以上爲格陽，寸口一盛至四盛以上爲關陰。而《靈樞》終始、禁服諸

篇，亦以人迎四盛，且大且數，名曰溢陽，溢陽爲外格。脈口四盛，且大且數，名曰溢陰，溢陰爲內關不通，

死不治。人迎與太陰脈口俱盛四倍以上，命曰關格。關格者，與之短期，此人迎寸口，指結喉兩旁人迎。太淵，

難經·難經正義

經渠間之寸口而言也。越人既獨取寸口，不診十二經動脈，無取乎結喉之人迎。

推溢陽爲外格，溢陰爲內關之意，知人迎爲寸口肺脈之根，寸口爲人迎胃脈之幹，人迎脈大至一倍、二倍、

三倍、四倍，未有不變見於氣口者，以根大而幹亦大也。如人迎四倍以上爲外格證，則寸口之脈，亦溢於魚上

爲溢陽脈，以應人迎之氣。爲其根幹相通，是寸口以上可察人迎之氣，而結喉兩旁之人迎亦不必診也。此越人

獨取寸口，以尺寸分覆溢、關格脈證之意也。後之注《難經》者，不能達越人之意，多主此一脈四名之說，或

謂人迎當診於結喉兩旁，死於句下，泥執經文，皆屬誤會。不知此節大旨，診尺寸以詳陰陽相乘之候，而察關

格之病也。故其設問，謂古之論脈者，曰太過，曰不及，曰陰陽相乘，曰覆溢，曰關格。若是說來，各有所異否？

答辭始舉關之前後，申明陰陽之位，而以過之與減，解太過不及爲脈之行勢，以上魚入尺，解覆溢爲脈之現體，

而後結其義曰：是爲關格病之所成也。仲景平脈篇云：寸口脈浮而大，浮爲虛，大爲實，在尺爲關，在寸爲格，

關則不得小便，格則嘔逆。是據此節而申明其證者也，何注家不察之甚耶？

四難曰：脈有陰陽之法，何謂也？然：呼出心與肺，吸入腎與肝，呼吸之間，脾受穀味也，其脈在中。

此言脈之陰陽雖在於尺寸，其陰陽之氣，又在浮沉。如心肺居膈上，陽也，呼出必由之；腎肝居膈下，陰也，

吸入必歸之。脾受穀味，爲生脈之原而在中，而呼出吸入，無不因之，故診脈之法，浮取乎心肺，沉取乎腎肝，

而中應乎脾胃也。

按：經言呼出者，非氣自心肺而出也，爲腎肝在膈下，其氣因呼而上至心、至肺，故呼出心與肺也。心肺

在膈上，其氣隨吸而入至腎，至肝，故吸入腎與肝也。夫呼者因陰出，吸者隨陽入，其呼吸陰陽，相隨上下，

經歷五藏之間，乃脾胃受穀氣以涵養之也，故言其脈在中。讀此節不得刻舟求劍，謂呼出之氣爲陽，吸入之氣

爲陰也。

浮者陽，沉者陰也，故曰陰陽也。

按之不足，舉之有餘曰浮，浮爲陽者，象火而炎上也；按之不足曰沉，沉爲陰者，象水而潤下也。

心肺俱浮，何以別之？然：浮而大散者，心也；浮而短濇者，肺也。腎肝俱沉，何以別之？然：牢而長者，

肝也；按之濡，舉指來實者，腎也；脾者中州，故其脈在中。是陰陽之法也。

浮大無力，按之散而欲去者，名曰散；大而長微弦，浮細而遲，往來塞滯不前者，名曰濇。沉而有力，實大弦強，按

之但覺堅極而不移者，名曰牢；按之隱指愊愊然，中取、沉取皆有力者，名曰實。心肺俱浮，何

以別之？蓋心屬火，故其象浮而大散；肺屬金，故其象浮而短濇。

腎肝俱沉，何以別之？蓋肝屬木，故其象牢而長；腎屬水，故其象舉指按之來實，水體外柔而內剛也。

脾屬土在中，旺於四季，主養四藏，其脈來從容和緩，不沉不浮，故曰其脈在中也。

脈有一陰一陽，一陰二陽，一陰三陽；有一陽一陰，一陽二陰，一陽三陰。如此之言，寸口有六脈俱動邪？

然：此言者，非有六脈俱動也，謂浮沉長短滑濇也。浮者陽也，滑者陽也，長者陽也，沉者陰也，短者陰也，

難經·難經正義

濇者陰也。所謂一陰一陽者，謂脈來沉而滑也；一陰二陽者，謂脈來沉滑而長，一陰三陽者，謂脈來浮滑而長，

時一沉也。所謂一陽一陰者，謂脈來浮而濇也；一陽二陰者，謂脈來長而沉濇也；一陽三陰者，謂脈來沉濇而短，

時一浮也。各以其經所在，名病逆順也。

過於本位謂之長，不及本位謂之短，按之往來流利，輾轉替替然，謂之滑也。前引五藏之脈，以應五行，

此又引三陰三陽之脈，以應六氣。其浮滑長，三陽也；沉短濇，三陰也。而於三部中察此六脈，即可知陰陽盛

衰之機。蓋陰陽之脈不單至，惟其不單至，故有此六脈相兼而見，惟其相兼，故有一陰一陽、一陽一陰之不同也。

此別陰陽虛實之法。再隨春夏秋冬，觀其六脈之變，則庶乎可知病之逆順矣。

按 徐氏曰：此節言六脈互見之象也，此但舉其例而言，亦互相錯綜，非一定如此也。其經，手足三陰三

陽也；逆順，如心脈宜浮，腎脈宜沉，若心脈反沉，腎脈反浮，則爲逆。此又見脈無定體，因經而定

順逆也。然脈之浮沉，或可相兼，滑濇長短，不得並見，亦當曉也。

五難曰：脈有輕重，何謂也？然：初持脈如三菽之重，與皮毛相得者，肺部也；如六菽之重，與血脈相得者，

心部也；如九菽之重，與肌肉相得者，脾部也；如十二菽之重，與筋平者，肝部也；按之至骨，舉指來疾者，

腎部也。故曰輕重也。

持脈，即按脈也。菽，豆之總名。肺位最高而主皮毛，故其脈如三菽之重。心在肺下主血脈，故其脈如

六菽之重。脾在心下主肌肉，故其脈如九菽之重。肝在脾之下主筋，故其脈如十二菽之重。腎在肝下主骨，故

其脈按之至骨，沉之至也，舉指來疾，言其有力而急迫，即四難舉指來實之義也。此五藏本脈如此，倘有太過

不及，則病脈也。

菽，豆之總名，診脈輕重，何獨取乎豆，且不言三菽、四菽、五菽，而必以三累加之，蓋豆在莢，累累相連，

與脈動指下相類，以此意推之，言三菽加於一部之上，乃一指下如有一菽重也，通稱三部，則三菽也。

肺位高而主皮毛，故輕。六菽重者，三部各有二菽重也，心在肺下主血脈，故稍重。九菽重者，三部各有三菽重也，

脾在心下主肌肉，故又稍重。

十二菽重者，三部各有四菽重也，肝在脾下主筋，故較脾又加一菽重也。腎在肝下而主骨，故其脈按之

至骨，沉之至也，而舉之來疾者何也？夫脈之體血也，其動者氣也，腎統水火，火入水中而化氣，按之至骨，

則脈氣不能過於指下，微舉其指，其來頓疾於前，此見腎氣蒸動，勃不可遏，故曰腎部也。舉指兩字，最宜索玩，

不可忽也。若去此兩字，是按之至骨而來轉疾，乃牢伏類矣。

六難曰：脈有陰盛陽虛、陽盛陰虛，何謂也？然：浮之損小，沉之實大，故曰陰盛陽虛；沉之損小，浮

之實大，故曰陽盛陰虛。是陰陽虛實之意也。

滑氏曰：輕手取之而見損小，重手取之而見實大，知其為

浮沉者，下指輕重也；盛虛者，陰陽盈虧也。

五九

難經·難經正義

陰盛陽虛也。重手取之而見損小，輕手取之而見實大，知其爲陽盛陰虛也。大抵輕手取之陽之分，重手取之陰

之分，不拘何部，率以是推之。前四難論陰陽平脈而及於病脈，此節專論陰陽虛實，太過不及之義，陰陽之法

似同，而平病微甚各異，不可不察。徐氏謂上文屬於陰，屬於陽，平脈也。恐不盡然。

七難曰：經言少陽之至，乍大乍小，乍短乍長；陽明之至，浮大而短；太陽之至，洪大而長；太陰之至，

緊大而長；少陰之至，緊細而微；厥陰之至，沉短而敦。此六者，是平脈耶？將病脈也？然：皆王脈也。

洪脈似浮而大兼有力，舉按之則泛泛然滿三部，狀如水之洪流，波之涌起，脈來大而鼓也。緊脈帶數如切繩，

如轉索，丹溪謂如紉線，譬如以二股三股糾合爲繩，必旋絞而轉，始得緊而成繩者是也。

細脈如線極細，三候不斷不散者是也。微脈似有若無，浮軟如散，重按之欲絕者是也。上文言三陽三陰

之旺脈，此言三陰三陽之旺時。至，言其氣至而脈應之也。少陽之至，乍大乍小，乍短乍長者，以少陽陽氣尚

微，離陰未遠，故其脈無定也。陽明之至，浮大而短者，陽明之陽已盛，然尚未極，故浮大而短也。太陽之至，

洪大而長者，太陽之陽極盛，故洪大而長也。太陰之至，緊大而長者，太陰爲陰之始，故有緊象，而尚有長太

陽脈也。少陰之至，緊細而微者，少陰之陰漸盛，故緊細而微也。厥陰之至，沉短而敦者，敦，沉重貌，以厥

陰陰之至，故沉短而敦，陰脈之極也。此六者，非本然之平脈，亦非有過之病脈，乃六氣應時而至之旺脈也。

首稱經言即《素問·平人氣象論》太陽脈至，洪大以長；少陽脈至，乍數乍疏，乍短乍長；陽明脈至，浮大而

短之義，引申而言之也。

其氣以何月各王幾日？然：冬至之後得甲子少陽王，復得甲子陽明王，復得甲子太陽王，復得甲子太陰

王，復得甲子少陰王，復得甲子厥陰王。王各六十日，六六三百六十日，以成一歲，此三陽三陰之王時日大

要也。

古曆以十一月甲子合朔冬至爲曆元。然歲週三百六十五日四分日之一，則日有零餘，歲各有差，越人申《素

問·六節藏象論》之義，以六六之節成一歲。其自冬至之後得甲子，即是來年初之氣分，爲歲差之活法也。

其甲子或在小寒之初，或在大寒之初，以應乎少陽之氣。少陽之陽，其陽尚微，復得甲子，應乎陽明。

陽明則陽已盛，復得甲子，應乎太陽。太陽則陽極盛，陽極則陰生而太陰用事，故復得甲子，應乎太陰。太陰

之陰氣尚微，復得甲子，應乎少陰。少陰則陰已盛，復得甲子，應乎厥陰。厥陰則陰極盛，陰盛則陽生，如是

無已，此三陰三陽之旺脈，隨六甲之日數者如此。

按《歸藏》商易，取用乎坤，而以十二辟卦，候一歲十二月消息，亦即乾坤二卦六爻之旁解也。蓋乾之六陽，

自十一月建子，冬至一陽始生，爲地雷復卦，即乾之初九爻。十二月建丑，二陽生，爲地澤臨卦，即乾九二爻。

正月建寅，三陽生，爲地天泰卦，即乾九三爻。二月建卯，四陽生，爲雷天大壯卦，即乾九四爻。三月建辰，

五陽生，爲澤天夬卦，即乾九五爻。至四月建巳，六陽充足，而爲乾爲天，即乾之上九爻，此一年之乾卦也。

五月建午，夏至一陰生，爲天風姤卦，即坤之初六爻。六月建未，二陰生，爲天山遯卦，即坤六二爻。七月建申，

三陰生，爲天地否卦，即坤六三爻。八月建酉，四陰生，爲風地觀卦，即坤六四爻。九月建戌，五陰生，爲山

地剝卦，即坤六五爻。至十月建亥，六陰純靜，而爲坤爲地，即坤之上六爻。此一年之坤卦也。夫坤爲萬物之母，

而能生物，然坤本純陰，必待乾與之交，而得其陽，然後始能生萬物也。十二支次序，世人皆以子爲首，因坤

臨十月亥，坤爲純陰之卦，陰極則陽生，故十一月冬至，一陽升於地上，爲地雷復也。不知造化端倪，實不在

子而在午。蓋天地交而萬物生，是乾坤交姤之初，即爲萬物造端之始。然交必陽體充足而後能交，乾之六陽，

乃充足於四月之巳，次爲午，故乾至五月建午，始與坤交，是則乾足於巳而動於午，巳午皆火，故伏羲卦乾居

正南。

乾之外體屬火，乾中含蓄陰精屬金，故五行家言庚金長生在巳。所謂長生者，乃指其生之之原而言也。

乾之初動於午，每年五月夏至之時，乾上九之一陽，已升至天頂極高，不得不轉而向下，向下即感動坤陰之氣

上升而交，故天地三交，五月建午爲第一交，六月未爲第二交，七月申爲第三交，所謂坤三索於乾也。乾坤交

而謂之索者，以坤本純陰，必索於乾而後有陽，始能生化也。乾陽入坤而化爲氣，氣升爲云爲雨。蓋十二辟卦，

乾位，巳火也；坤位，亥水也。

乾與坤交，火入水中而化爲氣，以水爲質，火爲性也。人與天地參，試以一碗，人張口氣呵之則生水，

故知氣之形屬水，而其所以能升騰行動者則火也。『爻辭』曰：見羣龍無首吉，言氣升能爲云雨，故喻爲龍，

而乾與坤三交，則乾上四五之三爻盡入於坤，而乾上爻巳火之首，早入亥水之中，爲育生胚胎之兆，故龍之無

難經·難經正義

首吉也。此節言三陽三陰之六氣，與《素問·六微旨》諸論主氣客氣者有間。越人謂冬至復得甲子者，以冬至爲地雷復，一陽始生之初，應少陽甲木春升之氣，而甲子爲乾支之首，六氣莫不由之變更，故用以察一歲陰陽之氣也。

八難曰：寸口脈平而死者，何謂也？然：諸十二經脈者，皆繫於生氣之原。所謂生氣之原者，謂十二經之根本也，謂腎間動氣也。此五藏六府之本，十二經脈之根，呼吸之門，三焦之原，一名守邪之神。故氣者，人之根本也，根絶則莖葉枯矣。寸口脈平而死者，生氣獨絶於內也。

寸口脈平而死者，非謂穀氣變見於寸口，以決死生。乃言脈之體，腎間動氣，爲生氣之原。即《素問·陰陽離合論》曰：太衝之地，名曰少陰者是也。太衝者，腎脈與衝脈合而盛大，故曰太衝。

夫腎間則衝脈所出之地，外當乎關元之分。而三焦氣化之原、十二經之氣，皆繫於此，故曰根本也。挾任脈上至咽喉，以通呼吸，故曰呼吸之門。上繫手三陰三陽爲支，下繫足三陰三陽爲根，故越人引樹以設喻也。

是氣也，爲十二經之原、三焦之府，主宣行營衛者也。又爲精神所舍、元氣之所繫也。一名守邪之神者，以命門之神固守，邪氣不得妄入，入則死。若腎氣先絶於內，其人不病，病即危矣。

按腎間動氣，爲十二經生氣之原，統轄營衛者也。蓋人身氣血之升降，必由呼吸以循環，吸入天之陽，呼出地之陰。心主君火，吸入之氣，乃天陽也，亦屬火。其氣由鼻入肺歷心，引心火從心繫循督脈入腎，又從

難經‧難經正義

腎繫以達下焦胞室，挾膀胱至下口，其吸入天之陽氣，合心火蒸動膀胱之水，化而爲氣，循衝任而上，過膈入肺，而還出於口鼻。上出之氣，在口舌藏府之中則爲津液，由諸氣街外出於皮毛，以薰膚潤肌則爲汗，此火入水中化氣之理，即乾坤相交三索之義，故曰人與天地參也。

九難曰：何以別知藏府之病耶？然：數者，府也；遲者，藏也。數則爲熱，遲則爲寒。諸陽爲熱，諸陰爲寒。

故以別知藏府之病也。

此分別藏府之病也。人一呼一吸爲一息，脈亦應之。一息三至曰遲，不及之脈也。一息六至曰數，太過之脈也。藏爲陰，府爲陽。不病之脈也，其有增減，則爲病矣。一息之間脈四至，閏以太息脈五至，命曰平人。平人者，脈數者屬府，爲陽爲熱；脈遲者屬藏，爲陰爲寒。又推言所以數屬府，遲屬藏之義，故曰諸陽爲熱，諸陰爲寒也。

然此但言其陰陽大概耳，未可泥也。

按府病亦有遲脈，藏病亦有數脈，以遲數別藏府，固不可執，而以遲數分寒熱，亦有未盡然者。夫遲爲陰脈，醫者一呼一吸，病者脈來三至，去來極慢者是也。遲脈爲病，皆因內傷生冷寒涼之物，外涉水冰陰寒之氣，多中於藏，或中於府，或入於腠理，以致氣血稽遲不行，故主陽氣虛，氣血凝滯，爲陰盛陽衰之候。觀其遲之微甚，而識寒之淺深，此道其常也。若遲而有力更兼濇滯，舉按皆然者，乃熱邪壅結，隧道不利，失其常度，故脈反呈遲象。然未可造次，必驗之於證，如胸脘飽悶，便秘溺赤，方是主熱之遲脈也。若景岳所云：傷寒初解，

難經·難經正義

遺熱未清，經脈未充，胃氣未復，脈必遲滑，或見遲緩。河間云：熱盛自汗，吐利過極，則氣液虛損，脈亦遲

而不能數，此又營氣不足，復爲熱傷，不能運動熱邪，反爲所阻，失其輪轉之機，故緩慢而行遲也。再遲而不

流利爲濇，遲而歇止爲結，遲濡浮大且緩爲虛，似是而非，尤當辨認也。

數脈爲陽，醫者一呼一吸，病者脈來六七至者是也。數脈主熱，爲病進，爲陰不勝陽，故脈來太過也。然：

亦主寒者。若脈來浮數，大而無力，按之豁然而空，微細欲絕，此陰盛於下，逼陽於上，虛陽浮露於外，而作

身熱面赤戴陽，故脈數軟大無神也」。丹溪云：脈數盛大，按之濇而外有熱證，名中寒，乃寒流血脈，外證熱而

脈即數，亦此義也。越人袛言其常，而未言其變，經文簡奧，如此等概略之言甚多，學者當細心領會，不可刻

舟求劍也。

十難曰：一脈爲十變者，何謂也？然：五邪剛柔相逢之意也。假令心脈急甚者，肝邪干心也；心脈微急者，

膽邪干小腸也；心脈大甚者，心邪自干心也；心脈微大者，小腸邪自干小腸也；心脈緩甚者，脾邪干心也；心

脈微緩者，胃邪干小腸也；心脈濇甚者，肺邪干心也；心脈微濇者，大腸邪干小腸也；心脈沉甚者，腎邪干心

也；心脈微沉者，膀胱邪干小腸也。

五藏各有剛柔邪，故令一脈輒變爲十也。

一脈十變，謂一藏之脈，其變有十也。五邪者，五藏六府之邪也。剛柔，五藏爲柔，六府爲剛。

難經·難經正義

相逢，謂藏邪干藏，府邪干府也。蓋藏干藏則脈盛，府干府則脈微。假如夏主心，脈當浮大而散，今反

弦而急甚者，肝邪來干心也。此從後來，母乘子，爲虛邪。小腸心之府，脈當浮大而洪長，而微弦急者，爲膽邪，

陽干於陽，陰干於陰，同氣相求也。心脈雖洪大，當以胃氣爲本，今無胃氣，故其脈大甚也。此心自病爲正邪，

故言自干心也。小腸心之府，微大者，較洪大則小，爲小腸自病，故曰自干也。緩者，脾脈乘心，故令心脈緩也。

從前來，子乘母，爲實邪，故言脾邪干心也。胃脈小緩，見於心部，小腸心府，故亦言干也。濇爲肺脈，今見

心部，是火不足以製金，金反凌火，從所不勝來爲微邪，故言肺邪干心也。微濇大腸脈，小腸心府，今見於心

部而言干也。沉者腎脈，心火炎上，今反見沉，是水來剋火，從所勝來爲賊邪，故言腎干心也。微

沉者，膀胱脈也，小腸心府，亦見心部，故言干之也。此皆夏旺之時，心脈見如此者，爲失時脈。推此十變之候，

乃五行勝復相加，故謂之五邪也。五藏各有表裏，更相乘之，一脈成十，故曰十變也。有陽有陰，故曰剛柔也。

於本位見他脈，故曰相逢相干也。

越人以一心藏爲例，餘可類推矣。

十一難曰：經言脈不滿五十動而一止，一藏無氣者，何藏也？然：人吸者隨陰入，呼者因陽出，今吸不

能至腎，至肝而還，故知一藏無氣者，腎氣先絶也。

《靈樞·根結篇》曰：人一日一夜五十榮，以營五藏之精，不應數者，名曰狂生。所謂五十營者，五藏皆受氣，

持其脈口，數其至也。五十動不一代者，五藏皆受氣；四十動一代者，一藏無氣；三十動一代者，二藏無氣；二十動一代者，三藏無氣；十動一代者，四藏無氣，不滿十動一代者，五藏無氣，予之短期。止與代同，此引經文而約言之也。吸者陽隨陰入，呼者陰因陽出，今吸不能至腎，惟至肝而還者，因腎位最下，吸氣較遠，脈若不滿五十動而一止，知腎氣衰竭，則不能隨諸藏氣而上矣。

十二難曰：經言五藏脈已絕於內，用鍼者反實其外；五藏脈已絕於外，用鍼者反實其內。內外之絕，何以別之？然：五藏脈已絕於內者，腎肝氣已絕於內也，而醫反補其心肺；五藏脈已絕於外者，其心肺脈已絕於外也，而醫反補其腎肝。陽絕補陰，陰絕補陽，是謂實實虛虛，損不足，益有餘，如此死者，醫殺之耳。

《靈樞·九鍼十二原篇》曰：凡將用鍼，必先診脈，視氣之劇易，乃可以治也。五藏之氣已絕於內，而用鍼者反實其外，是謂重竭，重竭必死，其死也靜，治之者輒反其氣，取腋與膺；五藏之氣已絕於外，而用鍼者反實其內，是謂逆厥，逆厥則必死，其死也躁，治之者反取四末。此內絕爲陰虛，故補腋與膺，以其爲藏氣之所出也。外絕爲陽虛，故補四末，以其爲諸陽之本也。小鍼解曰：所謂五藏之氣已絕於內者，脈口氣內絕不至，反取其外之病處，與陽經之合，有留鍼以致陽氣，陽氣至則內重竭，重竭則死矣，其死也無氣以動，故靜。所謂五藏之氣已絕於外者，脈口氣外絕不至，反取其四末之輸，有留鍼以致其陰氣，陰氣至則陽氣反入，入則逆，逆則死矣，其死也陰氣有餘，故躁。此以脈口內外言陰陽內外虛實，不可誤也。越人以心肺腎肝別陰陽者，以

難經・難經正義

心肺在膈上，通於天氣，心主脈爲營，肺主氣爲衛，營衛浮行皮膚血脈之中，故言外也。腎肝在膈下，通於地氣，以藏精血，以充骨髓，故言內也。馮氏謂此篇合入用鍼補瀉之類，當在六十難之後，以例相從也。其說亦是。

十三難曰：經言見其色而不得其脈，反得相勝之脈者即死，得相生之脈者，病即自已。色之與脈，當相參相應，爲之奈何？

《靈樞・邪氣藏府病形篇》曰：夫色脈與尺之相應也，如桴鼓影響之相應也，不得相失也，此亦本末根葉之出候也。色脈形肉，不得相失也，故知一則爲工，知二則爲神，知三則神且明矣。色青者，其脈弦也；赤者，其脈鈎也；黃者，其脈代也；白者，其脈毛；黑者，其脈石。

見其色而不得其脈，反得其相勝之脈則死矣；得其相生之脈，則病已矣。已，愈也。參，合也。經言即此篇之義也。

然：五藏有五色，皆見於面，亦當與寸口尺內相應。假令色青，其脈當弦而急；色赤，其脈浮大而散；色黃，其脈中緩而大；色白，其脈浮濇而短；色黑，其脈沉濡而滑。此所謂五色之與脈，當參相應也。

此論色與脈當參合相應也。色指五色之見於面者而言，脈指診言，謂營血之所循行也。尺指皮膚言，謂脈外之氣血，從手陽明之絡，而變見於尺膚，脈內之血氣，從手太陰經而變見於尺寸，此皆胃府五藏所生之氣血，本末根葉之出候也。故見其色，得其脈矣。

脈數，尺之皮膚亦數；脈急，尺之皮膚亦急；脈緩，尺之皮膚亦緩；脈濇，尺之皮膚亦濇；脈滑，尺之皮膚亦滑。

《靈樞·邪氣藏府病形篇》曰：調其脈之緩急大小滑濇，而病變定矣。脈急者，尺之皮膚亦急；脈緩者，尺之皮膚亦緩；脈小者，尺之皮膚亦減而少氣；脈大者，尺之皮膚亦賁而起；脈滑者，尺之皮膚亦滑；脈濇者，尺之皮膚亦濇。凡此變者，有微有甚。故善調尺者，不待於寸；善調脈者，不待於色。能參合而行之者，可以爲上工，上工十全九；行二者爲中工，中工十全七；行一者爲下工，下工十全六。此節即其義也。夫尺膚之氣血，出於胃府水穀之精，注於藏府經隧，而外布於皮膚，寸口尺脈之血氣，出於胃府水穀之精，營行於藏府經脈之中，變見於手太陰之兩脈口，皆五藏之血氣所注，故緩急大小滑濇，如桴鼓之相應也。徐氏謂以大小而易數字，數者一息六七至之謂，若皮膚則如何能數，不知《素問·奇病論》曰：人有尺脈數甚，筋急而見，是則尺膚亦有數之候也。

五藏各有聲色臭味，當與寸口尺內相應，其不相應者病也。

浮大而散，若小而滑，爲相生也。

五藏各有聲色臭味，當與寸口尺內相應，其不相應者病也。假令色青，其脈浮濇而短，若大而緩，爲相勝；

五藏各有聲色臭味，當與寸口尺內相應，其不相應者病也。答辭但言色脈相參，不言聲臭味，殆闕文歟？

虞氏云：肝脈弦，其色青，其聲呼，其臭羶，其味酸；心脈洪，其色赤，其聲笑，其臭焦，其味苦；脾脈緩，其色黃，其聲歌，其臭香，其味甘；肺脈濇，其色白，其聲哭，其臭腥，其味辛；腎脈沉，其色黑，其聲呻，

其臭腐，其味鹹，此即相應之謂也。若不相應者，舉肝木爲例。如青者肝之色，見浮濇而短之肺脈，金剋木，

爲賊邪；見大而緩之脾脈，爲木剋土，此相勝也。見浮大而散之心脈，爲木生火；見小而滑之腎脈，爲水生木；

心爲肝之子，腎爲肝之母，故爲相生也。若肝病而色白多哭，好腥喜辛，此聲色臭味，皆肺之見證，亦屬賊邪，

病必重也。

經言知一爲下工，知二爲中工，知三爲上工。上工十全九，中工十全八，下工十全六，此之謂也。

上工能洞悉色脈、皮膚、臭味三法，相生、相勝之順逆，故治病十全其九。中工知二，謂不能全收，故

治病十全其八。下工僅能知一，故治病十全其六。此即前《靈樞・藏府病形篇》之義也。

十四難曰：脈有損至，何謂也？然：至之脈，一呼再至曰平，三至曰離經，四至曰奪精，五至曰死，六

至曰命絕，此至之脈也。何謂損？一呼一至曰離經，二呼一至曰奪精，三呼一至曰死，四呼一至曰命絕，此損

之脈也。至脈從下上，損脈從上下也。

平人之脈，一呼再至，一吸再至，呼吸定息四至。閏以太息脈五至，加之爲過曰至，不及爲減曰損。至

脈從下而逆上，由腎而至肺也；損脈從上而行下，由肺而之腎也。

離經者，脈呼吸六至，已離其經常之度也。五至死之漸，

一呼四至，一吸四至，則一息八九至，乃陽氣亂，故脈數，數則氣爲熱耗，耗則精竭，故曰奪精也。五至死之漸，

六至其命絕矣。然數脈一息十至十二三至，遲脈四呼始見一至，皆僅見之脈也。

損脈之爲病奈何？然：一損損於皮毛，皮聚而毛落；二損損於血脈，血脈虛少，不能榮於五藏六府也；

三損損於肌肉，肌肉消瘦，飲食不爲肌膚；四損損於筋，筋緩不能自收持也；五損損於骨，骨痿不能起於牀。

反此者，至於收病也。從上下者，骨痿不能起於牀者死；從下上者，皮聚而毛落者死。

此推究損脈病證也。一損損肺，肺主皮毛，肺損故皮聚而毛落也。二損損心，心主血脈，心損則血虛，

故不能榮養藏府也。三損損脾，脾納五味而主肌肉，脾損失其運化之權，故肌肉消瘦也。四損損肝，肝主筋，

肝損不剋充其筋，故緩不能收持也。五損損腎，腎主骨，腎損故骨痿不能起於牀也。從上下者，從肺損至腎，

五藏俱盡，故死，肺在上也。從下上者，從腎損至肺，亦復五藏俱盡，故死，腎在下也。於收，滑氏云：當作『脈

之』二字，愚意尤不若丁氏之『反此者，至之脈病也』爲是。

治損之法奈何？然：損其肺者，益其氣；損其心者，調其榮衛；損其脾者，調其飲食，適其寒溫；損其肝者，

緩其中；損其腎者，益其精。此治損之法也。

肺主氣，肺損者，宜益其氣。心主血脈，心損者，宜調其榮衛，使血脈有所資也。脾受穀味而主肌肉，脾損者，

宜調其飲食，適其寒溫，俾健運不失其職。肝藏血而主怒，怒則傷肝，肝損者，宜緩其中，即經所謂肝苦急，

急食甘以緩之之義。腎藏精而主骨，腎損者，宜益其精。蓋病在何藏，則各隨其所在而治之也。

脈有一呼再至，一吸再至；有一呼三至，一吸三至；有一呼四至，一吸四至；有一呼五至，一吸五至；

有一呼六至，一吸六至；有一呼一至，一吸一至；有再呼一至、再吸一至；有呼吸再至。脈來如此，何以別知

難經・難經正義

其病也？

上文統言五藏受病之次序，此再舉損至之脈，以求其病形也。滑氏曰：前之損至，以五藏自病，得之於內者而言。此則以經絡血氣爲邪所中之微甚，自外得之者而言也。其曰呼吸再至，即一呼一至，一吸一至之謂，疑衍文也。

然：脈來一呼再至，一吸再至，不大不小曰平。一呼三至，一吸三至，爲適得病。前大後小，即頭痛目眩；前小後大，即胸滿短氣。一呼四至，一吸四至，病欲甚。脈洪大者，苦煩滿；沉細者，腹中痛；滑者傷熱；濇者中霧露。一呼五至，一吸五至，其人當困，沉細夜加，浮大晝加，不大不小，雖困可治。其有大小者，爲難治。一呼六至，一吸六至，爲死也，沉細夜死，浮大晝死。一呼一至，一吸一至，名曰損，人雖能行，猶當着牀，所以然者，血氣皆不足故也。再呼一至，再吸一至，名曰無魂。無魂者，當死也。人雖能行，名曰行屍。

一息四至，閏以太息五至，是爲平脈。一呼三至，一吸三至，是一息之間有六七至，比之平人較多兩至，適得病而未甚，即上文離經之義也。前謂寸，後謂尺，寸大尺小，病氣在陽，爲濁氣上逆之候，故頭痛目眩也。

寸小尺大，病氣在陰，爲清氣下陷，脾肝不升，肺胃不降，故胸滿短氣也。

一呼四至，一吸四至，是一息之間有八九至，故病欲甚，即上文奪精之義也。脈洪大者，陽邪外越，爲膽上逆而火升，故苦煩滿也。沉細者，陰邪內陷，爲肝脾下陷而土賊，故腹中痛也。滑乃血實，故爲熱，濇爲傷濕，故曰中霧露，此又於病之微甚間分別言之，欲令學者取所現脈象，以別其病，而推廣其義也。一呼五至，

一吸五至，是一息之間，脈來十外至，則其人沉困，近於死矣。夜為陰，晝為陽，沉細陰盛，故加於夜，浮大

陽盛，故加於晝。大即浮大，小即沉細，若不大不小，則晝夜不至有加，陰陽相等，雖能行步，故可治。若更參差不倫，

則難治矣。一呼一至，一吸一至，是一息之間，脈來二三至為損，以血氣皆虧，雖能行步，久當不起於牀也。

若再呼一至，再吸一至，遲之極矣。則其人魂氣已離，生道已絕，如屍之行，故曰行屍。

上部有脈，下部無脈，其人當吐，不吐者死。上部無脈，下部有脈，雖困無能為害。所以然者，譬如人之有尺，

樹之有根，枝葉雖枯槁，根本將自生。脈有根本，人有元氣，故知不死。

上部寸口，下部尺中。上部有脈，下部無脈者，邪實於上，陽遏不降，吐則氣逆於上，故脈亦從而上，

則下部之無脈，乃因吐而然，非真離其根也。若無吐證，為上無邪而下氣竭，故曰當死。上部無脈，下部有脈，

雖困無害者，蓋脈者根乎元氣以運行者也，元氣未傷，則脈自能漸生，其所以上部之無脈，特因氣血之偶有

滯耳，病去則自復，故曰人之有尺，譬如樹之有根也。此越人又因上文損至之義引申之，以見無脈之故，亦有

兩端，不可概定為死也。

　按　損脈者，遲脈也；至脈者，數脈也，曷不云乎遲數，而言損至者何也？蓋遲數之脈，統攝寒熱表裏

虛實，所包者廣，越人恐後學之誤會，故以一息四至，終於十二三至為至，始於一息二至，終於兩息一至為損，

明損脈從上而下，由肺氣虛而及於腎陽竭，至脈從下而上，由腎陰虛而及於肺氣盡。然損脈之本原，病起於肺

若失治必遞及於心脾肝腎，其損脈必反而為至脈，因腎虛火燥，復由腎而遞及肝脾心肺而死。故曰：反此者，

難經·難經正義

至之脈病也。嘗見虛寒之證，未傳而現躁急之脈者，爲不明治損之法，扶陽不早，延及陰氣亦竭也。夫扶陽者，

扶持胃脘之陽，更察五藏之損以益之，非徒執薑桂烏附之謂也。更有進者，近世醫家，每以虛勞兩字爲怯病通稱，

不知虛損病自上而下。癆瘵病自下而上，以癆瘵法治虛損，多轉泄瀉，以虛損法治癆瘵，必致喘促，於此涇渭

不分，能免於南轅北轍之相左乎？此皆不明損至之義也。越人既以損至之脈，明虛損癆瘵之治，恐急證無脈，

後人不察，混入損脈，故又申明上部有脈，下部無脈，上部無脈，下部有脈之旨，而復歸重於元氣，以結此章

之義。學者於此，尤宜三致意焉。

十五難曰：經言春脈弦，夏脈鈎，秋脈毛，冬脈石，是王脈耶？將病脈也？然：弦、鈎、毛、石者，四

時之脈也。春脈弦者，肝，東方木也，萬物始生，未有枝葉。故其脈之來濡弱而長，故曰弦。夏脈鈎者，心，

南方火也，萬物所茂，垂枝布葉，皆下曲如鈎。故其脈之來疾去遲，故曰鈎。秋脈毛者，肺，西方金也，萬物

之所終，草木華葉，皆秋而落，其枝獨在，若毫毛也。故其脈之來輕虛以浮，故曰毛。冬脈石者，腎，北方水也，

萬物之所藏也，盛冬之時，水凝如石。故其脈之來沉濡而滑，故曰石。此四時之脈也。如有變，奈何？

經謂《素問·平人氣象論》《玉機真藏論》，此參錯其文而爲篇也。四時之脈，謂脈之應乎四時，即旺脈也。

春脈弦者，肝爲木而主筋，萬物始生之初，其脈濡弱而長，是弦之正象，否則即爲太過不及也。

夏脈鈎者，心屬火而主血脈，其脈來疾者，其來少急而勁，氣之升而上也；去遲者，其去少緩而弱，氣

七四

之降而下也，此所謂下曲如鈎也。秋脈毛者，肺屬金而主皮毛，秋木凋零，其枝獨在若毫毛，言其四面無所輔，

而體又甚輕也。冬脈石者，腎屬水而主骨，冬氣斂聚，故沉而濡滑，水之象也，此四時之脈。如有變，謂逆四

時而失其常度也。然藏府之與五行，各有所屬，而春夏秋冬脈，皆以木為喻者，蓋惟木能因時變遷也。

然：春脈弦，反者為病。何謂反？然：其氣來實強，是謂太過，病在外；氣來虛微，是謂不及，病在內。

氣來厭厭聶聶，如循榆葉曰平；益實而滑，如循長竿曰病；急而勁益強，如新張弓弦曰死。春脈微弦曰平，弦

多胃氣少曰病，但弦無胃氣曰死。春以胃氣為本。夏脈鈎，反者為病，何謂反？然：其氣來實強，是謂太過，

病在外；氣來虛微，是謂不及，病在內。其脈來累累如環，如循琅玕曰病；來而益數，如雞舉足者曰病；前曲

後居，如操帶鈎曰死。夏脈微鈎曰平，鈎多胃氣少曰病，但鈎無胃氣曰死，夏以胃氣為本。秋脈毛，反者為病。

何謂反？然：其氣來實強，是謂太過，病在外；氣來虛微，是謂不及，病在內。其脈來藹藹如車蓋，按之益大

曰平；不上不下，如循雞羽曰病；按之蕭索，如風吹毛曰死。秋脈微毛曰平，毛多胃氣少曰病，但毛無胃氣曰死，

秋以胃氣為本。冬脈石，反者為病。何謂反？然：其氣來實強，是謂太過，病在外；氣來虛微，是謂不及，病

在內。脈來上大下兌，濡滑如雀之喙曰平；啄啄連屬，其中微曲曰病；來如解索，去如彈石曰死。冬脈微石曰平，

石多胃氣少曰病，但石無胃氣曰死，冬以胃氣為本。

春脈當微弦，其來濡弱而長，反是者為病。實強為太過，陽氣盛而發於表也，故病在外，令人善忘，眩

冒癲疾。虛微為不及，陰氣不足，而怯於中也，故病在內，令人胸痛引背，下則兩脇怯滿。厭厭聶聶，如循榆葉，

難經·難經正義

乃微弦而有和緩胃氣也，故曰平。益實而滑，如循長竿，乃弦多胃少也，故曰病。急而勁益強，如新張弓弦，

乃但弦無胃氣，即所謂真藏脈也。夏脈當微鈎，來疾而去遲，反是者爲病。實強者爲太過，病在外，

令人身熱而膚痛，爲浸淫。虛微者爲不及，病在內，令人煩心，上見欬唾，下爲泄氣。脈來累累如環，如循琅玕，

乃微鈎而有和緩胃氣也，故曰平。來而益數，如雞舉足，乃鈎多胃少也，故曰病。前曲後居，如操帶鈎，乃但

鈎無胃氣也，故曰死。秋脈當微毛，其來輕虛以浮，反是者爲病。實強者爲太過，令人逆氣而背痛慍

慍然。虛微者爲不及，病在內，令人喘，呼吸少氣而欬，上氣見血，下聞病音。脈來藹藹如車蓋，按之益大者，

以其輕軟微毛而有和緩胃氣也，故曰平。不上不下，如循雞羽，乃毛多胃少也，故曰病。按之蕭索，如風吹毛，

乃但毛無胃氣也，故曰死。冬脈當微石，其來沉濡而微堅，反是者爲病。實強者爲太過，病在外，令人解㑊，

脊脈痛而少氣不欲言。虛微者爲不及，病在內，令人心懸如機，眇中清，脊中痛，少腹滿，小便變。脈來上大

下兌，濡滑如雀喙者，乃微石而有和緩胃氣也，故曰平。

啄啄連屬，其中微曲，乃石多胃少也，故曰病。來如解索，去似彈石，乃但石無胃氣也，故曰死。是四時之脈，

皆以胃氣爲本，故有胃氣則生，胃氣少則病，無胃氣則死也。

按《素問·平人氣象論》曰：平肝脈來，耎而招招，如揭長竿末梢，曰肝平。平肺脈來，厭厭聶聶，

如落榆莢，曰肺平。此兩句正形容肝之平脈，濡柔和緩微弦之義。肺之平脈，浮薄輕虛微毛之義，此卻以肺平

引爲肝平。又曰：病心脈來，喘喘連屬，其中微曲，曰心病。實而盈數，如雞舉足，曰脾病。今以脾病引爲心病。

如烏之喙，脾之死脈，引爲胃之平脈。若此多與經文有異。馮氏謂越人欲使脈之易曉，重立其義爾。然

讀是篇者，當與《素問》參觀。

胃者，水穀之海也，主稟。四時皆以胃氣爲本，是爲四時之變病，死生之要會也。

胃屬土，位居中央，萬物歸之，故云水穀之海。旺於四時，水火金木，無不待是以生，爲四時變病之要會，

故云主稟四時也。

脾者，中州也，其平和不可得見，衰乃見耳。來如雀之喙，如水之下漏，是脾衰之見也。

脾受穀味，在四藏之中，故不可見。蓋脾寄旺於四季，不得獨主於四時，四藏平和，則脾脈在中，衰

乃始見。

雀喙，言其堅銳而無衝和之氣也。水下漏，言其斷續無常，散動而復止也。

此《素問‧玉機真藏論》所謂脾者土也。孤藏以灌溉四旁者也，善者可見，要者不可見之義也。

十六難曰：脈有三部九候，有陰陽，有輕重，有六十首，一脈變爲四時，離聖久遠，各自是其法，何以別之？

脈有三部九候，見後十八難。陰陽詳第四難。輕重詳第五難。六十首見《素問‧方盛衰論》，王注謂奇

恒六十首，今世不存。或謂即各旺六十日之義。一脈變四時，即十五難春弦、夏鈎、秋毛、冬石也。

然脈法不一，離聖久遠，各自是其法，何以別其是非長短也？是其病有內外證。言凡病但以內外之證驗之，

自得其真，不必拘於諸法也。

然：假令得肝脈，其外證善潔，面青，善怒；其內證臍左有動氣，按之牢若痛，其病四肢滿，閉淋，溲便難，轉筋。有是者肝也，無是者非也。

得肝脈，診得弦脈也，肝與膽合，爲清淨之府，故善潔。青者木之色，肝屬木，故面青。肝在志爲怒，故善怒。此外證之色脈情好也。臍左爲肝木左升之部，動氣、真氣不能藏而發現於外也。牢者，氣結而堅；痛者，氣鬱而滯也；滿，閉塞也。筋急則四肢滿脹，《左氏傳》云：風淫末疾者是也。厥陰脈循陰器，肝病故溲便難。轉筋者，肝主筋，故病筋。此內證之部屬及所主病也。

假令得心脈，其外證面赤，口干，喜笑；其內證臍上有動氣，按之牢若痛；其病煩心心痛，掌中熱而啘。有是者心也，無是者非也。

得心脈，診得鈎脈也。心在色爲赤，故面赤。心氣通於舌，火上炎，故口干。心在聲爲笑，故喜笑。此外證之色脈情好也。臍上心之部，動氣，按之牢痛，心煩，乃心包絡受邪，非真心病也。若心病，則旦占夕死，夕占旦死矣。手厥陰心包絡之脈，行於掌心，故掌中熱、啘、干嘔也，心病火盛，故啘。此內證之部屬及所主病也。

假令得脾脈，其外證面黃，善噫，善思，善味。其內證當臍有動氣，按之牢若痛。其病腹脹滿，食不消，體重節痛，怠惰嗜臥，四肢不收。有是者脾也，無是者非也。

七八

得脾脈，診得緩脈也。脾屬土，在色爲黃，故面黃。噫，噯氣也。《靈樞·口問篇》曰：寒氣客於胃，厥氣從下上散，復出於胃，故爲噫。脾與胃合，故同病也。脾在志爲思，故善思。脾在竅爲口，故善味。此外證之色脈情好也。脾主肌肉，故體重。陽明主束骨而利機關，脾與胃合，故主節痛。勞倦傷脾，濕旺脾鬱，皆主怠墮嗜臥也。脾位乎中，故動氣當臍而牢痛也。脾主運行，運行不健，故腹滿食不消也。脾主四肢，故四肢不收。此內證之部屬及所主病也。

假令得肺脈，其外證面白，善嚏，悲愁不樂，欲哭；其內證臍右有動氣，按之牢若痛；其病喘欬，灑淅寒熱。有是者肺也，無是者非也。得肺脈，診得毛脈也。肺在色爲白，故面白。《靈樞·口問篇》曰：陽氣和利，滿於心，出於鼻，故嚏。肺氣通於鼻，故善嚏。肺在志爲憂，故悲愁不樂。在聲爲哭，故欲哭。此外證之色脈情好也。臍右爲肺金右降之部，動氣按之牢痛者，肺氣結也。肺主氣，氣逆故病喘欬。肺主皮毛。故灑淅寒熱。此內證之部屬及所主病也。

假令得腎脈，其外證面黑，善恐欠；其內證臍下有動氣，按之牢若痛；其病逆氣，小腹急痛，泄如下重，足脛寒而逆。有是者腎也，無是者非也。得腎脈，診得石脈也。腎在色爲黑，故面黑，腎在志爲恐，故善恐。《靈樞·口問篇》曰：陰氣積於下，陽氣未盡，陽引而上，陰引而下，故數欠。是腎主欠。此外證之色脈情好也。腎居最下，臍下腎之位，腎氣結，

難經·難經正義

故動氣按之牢痛。腎氣不足，傷於衝脈，故病逆氣。少陰之脈循少腹，故小腹急痛也。腎者胃之關，今氣虛，故爲下重泄，謂食畢即思圊也。《靈樞·經脈篇》曰：足少陰腎之脈，循內踝之後，別入跟中，以上踹內，故病足脛寒而逆。此內證之部屬及所主病也。泄如下重「如」字，滑氏易作「而」字，極是。

十七難曰：經言病或有死，或有不治自愈，或連年月不已。其死生存亡，可切脈而知之耶？然：可盡知也。

此引《素問·脈要精微論》《平人氣象論》語錯雜言之，非經之全文也。所問三者，答曰盡可知也，而下文止答病之死證，餘無所見，或有闕簡歟？抑不治自愈，即十三難之相生脈。連年月不已，即五十五難之積聚病歟？未可知也，故俟參考。

診病若閉目不欲見人者，脈當得肝脈強急而長，而反得肺脈浮短而濇者，死也。

肝開竅於目，閉目不欲見人，肝病也。然肝之病，脈當弦急而長，今以肝病而診得浮短而濇之肺脈，乃金來剋木也，故主死。

病若開目而渴，心下牢者，脈當得緊實而數，反得沉濇而微者，死也。

開目而渴者，心主熱，熱甚則開目而渴也。心下牢者，心痛現證，是實邪也，當得緊實而數之脈，今見沉濡而微之腎脈，乃水來剋火，況陽病而得陰脈，不死何待？

病若吐血復鼽衄血者，脈當沉細，而反浮大而牢者，死也。

夫血，虛證也，其脈當沉細，而反見浮大牢實之脈，是陰病而得陽脈，病虛脈實，故主死。《靈樞‧玉版篇》

曰：衄而不止，脈大，是三逆。即此義也。

病若譫言妄語，身當有熱，脈當洪大，而反手足厥逆，脈沉細而微者，死也。

譫妄，熱證也。身當有熱，脈當洪大，今反見手足厥冷，脈來沉細而微，此病實脈虛也，故死。

病若大腹而泄者，脈當微細而濇，反緊大而滑者，死也。

大腹而泄者，脾濕下陷，脈當微細，而反見滑大之脈，是亦病虛脈實矣。《靈樞‧玉版篇》曰：腹鳴而滿，

四肢清泄，其脈大，是二逆，即此義也。

十八難曰：脈有三部，部有四經，手有太陰陽明，足有太陽少陰，為上下部，何謂也？

滑氏曰：此篇立問之意，謂人有十二經脈，凡有三部，每部之中有四經，今手有太陰、陽明，足有太陽、

少陰，為上下部，何謂也？蓋三部者，以寸關尺分上中下也。四經者，寸關尺兩兩相比，則每部各有四經矣。

手之太陰、陽明，足之太陽、少陰，為上下部者，肺居右寸，腎居左尺，循環相資，肺高腎下，母子相望也。

經云：藏真高於肺，藏真下於腎是也。

然：手太陰、陽明，金也；足少陰、太陽，水也。金生水，水流下行而不能上，故在下部也。足厥陰、少陽，

木也，生手太陽、少陰火，火炎上行而不能下，故為上部。手心主少陽火，生足太陰陽明土，土主中宮，故在

中部也。此皆五行子母更相生養者也。

手太陰肺、手陽明大腸屬金，皆診於右寸。足少陰腎、足太陽膀胱屬水，皆診於左尺。金生水，水性流下，故在下部也。足厥陰肝、足少陽膽屬木，皆診於左關。手厥陰心包絡、手少陽三焦屬相火，當候於右尺。足太陽小腸、手少陰心屬火，皆診於左寸。木生火，火性炎上，故在上部也。手太陽小腸、手少陰心屬火，皆診於左寸。足太陰脾、足陽明胃屬土，當候於右關。火生土，土位居中，故在中部也。土復生金，此五行子母循環生養，三部四經上下之義也。

脈有三部九候，各何主之？然：三部者，寸關尺也。九候者，浮中沉也。上部法天，主胸以上至頭之有疾也；中部法人，主膈以下至臍之有疾也；下部法地，主臍以下至足之有疾也。審而刺之者也。

三部之中，各有浮中沉，是為九候。浮為陽，沉為陰，中者胃氣也，所謂自膈以上為上焦也，自膈以下至足為下焦也。謝氏曰：此一節當是十六難中答辭，錯簡在此，而剩出『脈有三部九候，各何主之』十字。且『審而刺之』，楊氏云為審病之所在而刺之，丁氏云當次第之次，紀氏則為刺候之義。各有至理，姑存備參。

人病有沉滯久積聚，可切脈而知之耶？然：診左脅有積氣，得肺脈結，脈結甚則積甚，結微則氣微。

診不得肺脈，而右脅有積氣者，何也？然：肺脈雖不見，右手脈當沉伏。此病久積聚，可切脈而知之也。肺金右降、右脅，肺之部也。若右脅有積聚，則肺脈當結，結脈往來緩，時一止復來，而無定數者是也。蓋結為積聚之脈。《素問・平人氣象論》曰：結而橫，有積矣。然積氣微甚，

是以結甚則積甚，結微則氣微也。設肺脈雖不見結，而右手脈當見沉伏，沉伏亦積聚脈，右手統三部言，則肺脈亦在其中。又右手氣口所以候裏也。

其外痼疾同法耶？將異也？然：結者，脈來去時一止無常數，名曰結也。伏者，脈行筋下也。浮者，脈在肉上行也。左右表裏，法皆如此。

此承上文，復問外之痼疾，與內之積聚，法將同異也。痼疾者，凡肌肉筋骨間久留不去之病皆是，以其不在藏府，故曰外也。止無常數，結脈之象，若有常數，爲代脈矣。蓋結脈之所由生，以積聚在內，脈道不通，故現脈如此也。伏脈輕手尋之不見，重按以指推筋着骨，乃得其脈形潛隱於骨間者是也。言結伏則病在裏；結浮則病在表；結在右，病亦在右，結在左，病亦在左。以此推之，則內外左右，積氣痼疾，其結脈雖同，而浮伏異也。故曰法皆如此。

假令脈結伏者，內無積聚；脈浮結者，外無痼疾；有積聚，脈不結伏；有痼疾，脈不浮結。爲脈不應病，病不應脈，是爲死病也。

有是病必有是脈，內有積聚，脈宜伏結；外有痼疾，脈宜浮結。設見伏結、浮結之脈，而無伏結、浮結之證，見伏結、浮結之證，而無伏結、浮結之脈，謂之脈不應病，病不應脈也。夫病脈不相應，乃真氣已離，血脈不相聯屬，故云死。然凡病與脈不相應者，皆爲死候，不特積聚爲然也。

十九難曰：經言脈有逆順，男女有恒，而反者，何謂也？

恒，常也。反，謂上下相反也。此男女之脈，有一定恒常之法，得其脈爲順，不得其脈爲逆，若強弱相反，則爲何病？

然：男子生於寅，寅爲木，陽也。女子生於申，申爲金，陰也。故男脈在關上，女脈在關下，是以男子尺脈恒弱，女子尺脈恒盛，是其常也。

此推本生物之初，而言男女陰陽也。楊氏曰：元氣始於子，人之所生也。自子推之，男從左行三十，而至於巳；女從右行二十，而至於巳，爲夫婦懷妊也。古者男子三十，女子二十，然後行嫁娶，法本於此。十月而生，男從巳左行十月至寅，故男行年起於丙寅，女從巳右行十月至申，故女行年起於壬申。所以男子生於寅，女子生於申也。謝氏曰：寅爲陽木，木生火。火生於寅，其性炎上，故男脈在關上，申爲陰金，金生水，水生於申，其性流下，故女脈在關下。男子陽氣盛，故尺脈弱；女子陰氣盛，故寸脈弱。此男女之常也。

反者，男得女脈，女得男脈也。其爲病何如？

男得女脈，女得男脈，異乎恒常，謂之反。然反之爲病如何？設此問以起下文之義。

然：男得女脈爲不足，病在內。左得之，病在左；右得之，病在右，隨脈言之也。女得男脈爲太過，病在四肢。左得之，病在左；右得之，病在右，隨脈言之，此之謂也。

男得女脈者，寸脈當盛反弱，尺脈當弱反盛，爲陰氣盛，陽陷於陰，故爲不足。陰主內，故病在內。陽氣入陰，

病見於陰位也。女得男脈者，寸脈當弱反盛，尺脈當盛反弱，爲陽氣盛，陰越於陽，故爲有餘。四肢屬乎陽，

陰氣從陽，則病見於陽位也。左右者，以脈之左右，以驗病之左右耳。徐氏曰：陽道全而陰道半。故陽得陰脈

爲不足，陰得陽脈爲有餘也。

按 丁錦曰：人之有尺，猶樹之有根，欲其盛而不可得也。若男得女脈指尺盛，豈可謂之不足乎？女得

男脈指尺弱，豈可謂之太過乎？蓋男得女脈爲不足者，寸脈弱，陽氣不足於內，故病在內也。女得男脈爲太過者，

寸脈盛，陽氣有餘於外，故病在四肢也。斯言也，似亦近理，而不可泥執者也。夫尺爲脈之根，宜盛不宜弱是矣。

然陰虛火動，兩尺洪而有力者，豈非不足乎？火炎於上，兩寸洪而有力者，豈非太過乎？更有兩寸谿大無力，

宜大補者；兩尺谿大無力，宜升陽散火者；寸脈大於尺脈，而俱有力，爲陰虛陽盛宜下者；尺脈大於寸脈，而

俱有力，爲陽虛陰盛宜汗者。然脈之變，非一言能盡，豈可膠柱鼓瑟耶？越人示人以男女陰陽之體，內外不足

太過之變，要在一隅三反耳，學者審諸。

二十難曰：經言脈有伏匿，伏匿於何藏而言伏匿耶？然：謂陰陽更相乘，更相伏也。脈居陰部，而反陽

脈見者，爲陽乘陰也；脈雖時沉濇而短，此謂陽中伏陰也；脈居陽部，而反陰脈見者，爲陰乘陽也，脈雖時浮

滑而長，此謂陰中伏陽也。

難經·難經正義

此言陰陽相乘中又有伏匿之義也。經言無考。伏匿者，謂不見於本位，反藏於他部而見脈也。脈之陰陽，

非獨言寸為陽、尺為陰也。若以前後言之，即寸為陽部，尺為陰部；若以上下言之，肌肉上為陽部，肌肉下為

陰部。陽乘陰者，尺中已浮滑而長，又時時沉濇而短，故曰陽中伏陰，言陽雖乘陰而陰猶伏於陽內也。陰乘陽者，

寸關已沉短而濇，又時時浮滑而長，故曰陰中伏陽，言陰雖乘陽而陽猶伏於陰中也。

重陽者狂，重陰者癲。脫陽者見鬼，脫陰者目盲。

此又因陰陽之伏匿而極言之。重陽重陰，言不止伏匿，而陰皆變為陽，陽皆變為陰也。狂者陽疾，癲者陰疾。

重陽者狂，木火之陽旺也。重陰者癲，金水之陰旺也。心主喜，肝志怒，狂者木火有餘，故多喜怒。腎志恐，

肺主悲，癲者金水有餘，故多悲恐。脫陽者陰旺，鬼，陰類也，故見之。脫陰者，肝竅於目，肝藏血，血舍魂，

魂化神，魂神升發而生光明，上開雙竅，則為兩目，陰者陽之宅也。陰脫宅傾，神魂散亡，是以目盲，名雖陰脫，

而實脫陰中之陽氣也。

二十一難曰：經言人形病脈不病，曰生；脈病形不病，曰死。何謂也？然：人形病脈不病，非有不病者也，

謂息數不應脈數也。此大法。

形病脈不病曰生者，人以脈為主，設其人形體羸瘦，精神困倦，不可謂之無病也。診其脈，惟息數不應脈數，

雖營衛有傷，而不見至損死絕之脈，雖病必生，必其藏府無恙也。脈病形不病曰死者，設其人肌肉不減，飲食如常，

不可謂之有病也。診其脈，則代革頻見，雖不病亦死，以其藏府已壞，不可救藥也。經言無考。仲景辨脈篇曰：

脈病人不病，名曰行屍，以無王氣，卒眩仆不省人者，短命則死。人病脈不病，名曰內虛，以無穀氣，雖困無害。

即此義歟！

二十二難曰：經言脈有是動，有所生病，一脈輒變爲二病者，何也？然：經言是動者，氣也；所生病者，

血也。邪在氣，氣爲是動；邪在血，血爲所生病。氣主呴之，血主濡之。氣留而不行者，爲氣先病也；血壅而

不濡者，爲血後病也。故先爲是動，後所生病也。

脈謂十二經隧之脈，每脈中有二病者，有在氣在血之分也。邪在氣，氣爲是而動；邪在血，血爲所生病，

是脈之動者氣爲之，而所生病者，血爲之也。氣病傳血，故曰一脈變爲二病也。呴，煦也。氣主呴之者，謂氣

煦噓往來，薰蒸於皮膚分肉也。濡，潤也。血主濡之者，謂血濡潤筋骨，滑利關節，榮養藏府也。然氣留而不行，

則血亦壅而不濡，氣在外。血在內，外先受邪，則內亦從之而病，故曰先爲是動，後所生病也。

上第一卷，一難至二十二難，論脈。

難經·難經正義

難經・難經正義

卷二

二十三難曰：手足三陰三陽脈之度數，可曉以不？然：手三陽之脈，從手走頭，長五尺，五六合三丈。

手三陰之脈，從手至胸中，長三尺五寸，三六一丈八尺，五六三尺，合二丈一尺。足三陽之脈，從足至頭，長八尺，六八四丈八尺。足三陰之脈，從足至胸，長六尺五寸，六六三丈六尺，五六三尺，合三丈九尺。人兩足蹺脈，從足至目，長七尺五寸，二七一丈四尺，二五一尺，合一丈五尺。督脈任脈，各長四尺五寸，二四八尺，二五一尺，合九尺。凡脈長一十六丈二尺。此所謂十二經脈長短之數也。

此言十二經及兩蹺督任之脈，析之合之，皆有度數可紀也。手有三陰，太陰肺、少陰心、厥陰心包絡；足有三陰，太陰脾、少陰腎、厥陰肝；手有三陽，太陽小腸、陽明大腸、少陽三焦；足有三陽，太陽膀胱、陽明胃、少陽膽，爲十二經也。經之流注，手三陽皆從手指末起而終於頭，手三陰亦從手指末起而終於胸中，足三陽從足指起而至頭，足三陰從足趾足心起而至胸，此舉經脈之度數，故皆以手足言也。

蹺脈屬奇經，有陰陽之分，左右足各有陽蹺，即從足太陽申脈穴，由外上行至風池者是也。左右足各有陰蹺，即從足少陰照海穴，由內踝上行至咽喉者是也。但《靈樞·脈度篇》論蹺脈起止。專指陰蹺言，而不及陽蹺，則其長短之數，乃陰蹺之數也。故帝問蹺脈有陰陽，何脈當其數，岐伯答以男子數其陽，女子數其陰。蓋陽蹺與陰蹺，雖有內外表裏之殊，其長短則大約相等也。督脈任脈，亦屬奇經。督脈起於腎中。由尻貫脊，入腦交巔，終於人中，統一

難經·難經正義

身之陽。任脈起於少腹之內，出會陰，循臍腹，上喉嚨，終於唇下之承漿，統一身之陰。此節引《靈樞·脈度篇》

原文，以明脈即營氣也。

經脈十二，絡脈十五，何始何窮也？然：經脈者，行血氣，通陰陽，以榮於身者也。其始從中焦注手太陰陽明，陽明注足陽明太陰，太陰注手少陰太陽，太陽注足太陽少陰，少陰注手心主少陽，少陽注足少陽厥陰，厥陰復還注手太陰。別絡十五，皆因其原，如環無端，轉相灌溉，朝於寸口、人迎，以處百病，而決死生也。

上言經脈尺度，此又言經脈行度，以次相傳，至足厥陰，厥陰復還注手太陰也。絡脈十五，皆隨十二經脈之所始

其精微之化，注於手太陰陽明，以次相傳，而推論絡脈隨經脈以運行也。經有十二，始從中焦者，蓋謂飲食入胃，

轉相灌溉，如環之無端，朝會於寸口、人迎，以處分百病，而決死生也。

古法以結喉兩旁動脈爲人迎，越人獨取寸口，直以左手關前一分爲人迎，右手關前一分爲氣口，後世宗之。

蓋胃受穀氣而養五藏，肺朝百脈而平權衡，胃爲脈之根，肺爲脈之干，胃脈大小強弱，未有不變見於寸口。寸口者，

脈之大會，爲肺之動脈，以根干相通故也。

經曰：明知終始，陰陽定矣，何謂也？然：終始者，脈之紀也。寸口、人迎，陰陽之氣，通於朝使，如環無端，

故曰始也。終者，三陰三陽之脈絕，絕則死，死各有形，故曰終也。

經，《靈樞·終始篇》也。此節承上文決死生之義，而問脈之終始，以起下節脈絕之形也。終始篇曰：

凡刺之道，畢於終始，明知終始，五藏爲紀，陰陽定矣。是謂欲知終始，於陰陽爲能定之，蓋以陽經取決於人迎，

陰經取決於氣口也。朝，朝宗也。使，使道也。道即經隧之謂。

始如生物之始，終如生病之窮，欲明生死，脈以候之。陰陽之氣，循環不已，人之生機，皆始於此，故曰始也。

三陰三陽之脈絕，人之生機，皆終於此，故曰終也。其三陰三陽脈絕之形狀，具如下章。

二十四難曰：手足三陰三陽氣已絕，何以爲候？然：足少陰氣絕，則骨枯。少陰者，冬脈也，

伏行而溫於骨髓。故骨髓不溫，則肉不着骨，骨肉不相親，則肉濡而卻。肉濡而卻，故齒長而枯，發無潤澤。

無潤澤者，骨先死。戊日篤，己日死。

此承上文手足三陰三陽氣絕必有其候，引《靈樞·經脈篇》錯雜言之也。足少陰，腎脈也，腎主冬，故

云冬脈也。腎主內營骨髓，故云伏行而溫於骨髓也。濡，軟也。卻，退縮也。腎氣已絕，骨肉不相親，則齒齦

之肉結縮，故齒漸長而枯燥也。腎主藏精而化血，發者血之餘，腎之精氣絕，故發不潤澤也。戊己，土也。腎，

水也。土剋水，故云戊日篤，己日死也。

足太陰氣絕，則脈不榮其口脣。口脣者，肌肉之本也。脈不榮，則肌肉不滑澤；肌肉不滑澤，則肉滿；肉滿，

則脣反；脣反，則肉先死。甲日篤，乙日死。

足太陰，脾脈也。脾主肌肉，脾開竅於口，其華在脣四白，脈不營，則太陰之氣絕，故肌肉不滑澤，肉

滿脣反也。甲乙，木也。脾，土也。木剋土，故云甲日篤，乙日死也。

足厥陰氣絕，則筋縮引卵與舌。厥陰者，肝脈也。肝者，筋之合也。筋者，聚於陰器而絡於舌本。故脈

不榮則筋縮急；筋縮急則引卵與舌。故舌卷卵縮，則筋先死。庚日篤，辛日死。

足厥陰，肝脈也。其華在爪，其充在筋，其脈循陰器而絡於舌本，脈不營則厥陰之氣絕，故筋急舌卷而卵縮也。

庚辛，金也。肝，木也。金剋木，故云庚日篤，辛日死也。

手太陰氣絕，則皮毛焦。太陰者，肺也，行氣溫於皮毛者也。氣弗榮則皮毛焦；皮毛焦，則津液去；津液去，

則皮節傷；皮節傷，則皮枯毛折。毛折者，則毛先死。丙日篤，丁日死。

手太陰，肺脈也。其華在毛，其充在皮，脈不營，則皮毛焦。肺主氣，氣主薰膚澤毛，太陰氣絕，故津液去，

則皮枯毛折而節傷也。丙丁，火也。火剋金，故云丙日篤，丁日死也。

手少陰氣絕，則脈不通。少陰者，心脈也。心者，脈之合也。脈不通則血不流，血不流則色澤去，故面黑如黧，

此血先死。壬日篤，癸日死。

手少陰，心脈也。心主血脈，其華在面。心氣絕，則脈不通，血不流而色澤去矣。

面黑如黧，黧，黑黃色而無潤澤也。言心血不能營於面，則黃黑而無光華也。壬癸，水也。心，火也。水剋火，

故云壬日篤，癸日死也。

按 手三陰，今釋太陰、少陰，而獨遺手厥陰者，何也？蓋包絡與心同候，言心氣絕，則包絡之氣亦絕，

其診既同，不必別解。故《靈樞·經脈篇》亦無手厥陰之候也。

三陰氣俱絕者，則目眩轉，目瞑。目瞑者爲失志；失志者則志先死。死即目瞑也。

三陰者，手足三陰脈，此五藏之脈也。五藏者，人之根本也。目瞑者，眩亂而見之不真也。轉者，目或反背，或朝上，或左右側也。目瞑者，盲而無所見也。此三陰氣絕，精神俱去之候。失志者，人之五志，各屬一藏，

肝志怒，心志喜，脾志思，肺志憂，腎志恐。今三陰已絕，五藏皆失其志，故無喜怒憂思恐，五志俱亡，故曰失志即死也。

六陽氣俱絕者，則陰與陽相離，陰陽相離。則腠理泄，絕汗乃出，大如貫珠，轉出不流，則氣先死。旦占夕死，夕占旦死。

六陽者，手足三陽也。陰與陽相離者，陰陽隔絕不相附也。夫陽氣衛外，則腠理密；陽氣絕，則腠理不固，陰不可獨留，故毛孔皆開，陰氣亦從腠理而泄矣。甚則絕汗出，大如貫珠者，言身體汗出著肉，如綴珠而不流散。故曰貫珠也。氣屬於陽，陽絕，故氣先死也。

按《靈樞·經脈篇》無三陽分候之法，止有總論六陽氣絕一節，若終始篇及《素問·診要經終論》，俱載三陽絕候法。今既以三陰三陽爲問，當引經文以證明之，補其未備。太陽之脈，其終也，戴眼反折，瘛瘲，其死也，色先青白，乃死矣。陽明終者，口目動作，善驚妄言，色黃，其上下經盛而不仁，則終矣。少陽終者，耳聾，百節皆從，目睘絕繫，絕繫一日半死。其死也，色先青白，其色白，絕汗乃出，出則死矣。少陽主骨，百節盡從，則少陽之氣絕，少陽屬腎，腎藏志，目繫乃死矣。陽明終者，口目動作，善驚妄言，色黃，其上下經盛而不仁，則終矣。少陽主骨，百節盡從，則少陽之氣絕，少陽屬腎，腎藏志，目繫氣主皮毛。氣絕於皮，故色白，而絕汗出也。

絕者，志先死矣。陽明之脈，挾口承目，故口目動作，乃其經氣欲絕也。善驚妄言，陽明之神氣外出也，色黃，陽明之土氣外脫也。上下經盛，胃氣絕而無柔和之象也。肌膚不仁，則營衛之氣絕矣。

二十五難曰：有十二經，五藏六府十一耳，其一經者，何等經也？然：一經者，手少陰與心主別脈也。

心主與三焦為表裏，俱有名而無形，故言經有十二也。

此節問答之意，謂五藏六府配手足之陰陽，但十一經耳，其一經者，乃手少陰心脈，手心主包絡脈也。

二脈俱是心脈，而少陰與太陽合脈，心主與三焦合脈，各相表裏而合為十二經也。其言包絡三焦無形者，言其氣也，然未免語病。《靈樞·本藏篇》曰：密理厚皮者，三焦膀胱厚，粗理薄皮者，三焦膀胱薄。果否無形，何以有厚薄之相應乎？邪客篇曰：心者，五藏六府之大主，其藏堅固。邪勿能容，容之則心傷，心傷則神去而死矣。故諸邪之在於心者，皆在於心之包絡。包絡者，言包裹此心之膜也。若其無形，所指何物？是包絡三焦之有形，不待辨自明矣。

按 手厥陰心包絡，即包心之脂膜，西醫謂心外之夾膜者是也。其膜分內外二層，外層厚而堅密，上裹總迴管脈管，下與膈膜之上層相黏，內層外連於外層，內黏於心，其脈與膈之脈管，肺之氣食兩管，而通貫於腦筋。心之脈絡，亦從包絡發出，以達周身。故經言膻中者，臣使之官也。手少陽三焦，為水中之陽，是為相火。經言少陽屬腎者，屬於腎中命門也。命門即腎繫，由胃繫下生脂膜，為三焦之根。西醫所謂腹包膜，腹內

府統膜者是也。其膜之原，腎繫之，下裹膀胱，通兩腎，包二腸及女子子宮，經核反折迴，由尻骨之後上行腹

壁膜，前至肝之上，膈膜之下，轉向腹前，包肝裹胃，上層與膈膜之下層相續。膈之上層，與心包絡之下層相

聯，氣脈通貫於肝之下，胃之上，又橫出薄膜一層，以隔肝胃，即肝胃連膜也。心肺在此膜之上，不能包裹，

所包各藏府，肚腹之前，成一空囊，由肝胃連膜，後有一孔相通，透入空囊，名曰空竅。凡膈膜以下各藏府之

間，俱有此膜數層之折疊筋帶，為縮其藏府，以定其部位，並護行各處之血管腦筋，又枝生薄膜，網羅從橫，

是由彼藏行於此藏，以通氣血者也。凡諸連綱膜油，皆三焦之物也。夫包絡之脈，下膈，歷絡三焦上下，黏續

其氣；並出於腎，一遊行於上中下三焦，而各有所歸之部署，一入於心包絡，而為君主之相。三焦起於七節

之間，藏水中真火，為相火之宅，包絡乃相火之藏，三焦乃相火之府，包絡三焦氣化流行，皆相火之流行也。

以似藏別藏之小囊，配似府外府之大囊，亦天造地設之理，不容妄議者也。若泥執無形，誤矣。

二十六難曰：經有十二，絡有十五，餘三絡者，是何等絡也？然：有陽絡，有陰絡，有脾之大絡。陽絡

者陽蹻之絡也。陰絡者，陰蹻之絡也。故絡有十五焉。

十二經有十二絡，如手太陰絡大腸，手陽明屬大腸絡肺之類。此云絡有十五者，以陽蹻之絡統諸陽，陰

蹻之絡統諸陰，又以脾之大絡總統陰陽諸絡也。

按《靈樞・經脈篇》，十二經別之外，以督脈之長強，任脈之尾翳，脾之大包，合為十五絡。蓋督脈

統絡諸陽，任脈統絡諸陰，以爲十二經絡陰陽之綱領故也。若陽蹻爲足太陽之別，陰蹻爲足少陰之別，不能統諸陰陽。越人取此，或別有見義，未可知也。然：《素問・平人氣象論》云：胃之大絡，名曰虛裏，貫膈絡肺，出於左乳下，其動應衣，脈宗氣也。虛裏一穴，爲胃之大絡，若動甚則宗氣泄矣，是亦不可不知也。夫十二經脈之血氣與脈，皮膚之氣血，皆生於胃府水穀之精，而各走其道。經脈十二者，六藏六府，手足三陰三陽之脈，乃營血營行，伏於分肉之內，始於手太陰肺，終於足厥陰肝，周而復始，以應呼吸漏下者也。即西醫所謂運血之脈管也。其出於孫絡皮膚者，隨三焦出氣，溢於孫絡，以充膚熱肉，澹滲毫毛，衛行於周身，即西醫所謂之微絲血管也。由孫絡行遍周身，溜於經別。經別者，藏府之絡脈也。

與經脈交相逆順而行，即西醫所謂迴血管也。人身經脈十二，絡脈十五，二十七氣出入，陰陽相貫，如環之無端。任脈統一身之陰以主出，督脈統一身之陽以主入，兩蹻即隨經脈交相逆順，而行之陽絡陰絡也。

二十七難曰：脈有奇經八脈者，不拘於十二經，何也？然：有陽維，有陰維，有陽蹻，有陰蹻，有衝，有督，有任，有帶之脈。凡此八脈者，皆不拘於經，故曰奇經八脈也。

奇，音基，斜也，零也，不偶之義。維，維持也。蹻，蹻捷也。衝，直上也。督，總督諸陽也。任，統任諸陰也。帶爲諸脈之總束也。此八脈者，不係正經，無表裏配合，別道奇行，故曰奇經也。

有任，有帶之脈。凡此八脈者，皆不拘於經，故曰奇經八脈也。

經有十二，絡有十五，凡二十七氣，相隨上下，何獨不拘於經也？然：聖人圖設溝渠，通利水道，以備不然。

難經·難經正義

天雨降下，溝渠滿，當此之時，霶霈妄行，聖人不能復圖也。此絡脈滿溢，諸經不能復拘也。

經脈十二，絡脈十五，二十七氣，流行內外上下，皆有常度。此八脈不隨十二經脈常度，別道而行，故

越人設溝渠爲喻，以見絡脈滿溢，諸經不能復拘，而爲奇經，故奇經爲十二經脈之別派。

此兩節舉八脈之名，及所以明奇經之義也。

二十八難曰：其奇經八脈者，既不拘於十二經，皆何起何繼也？然：督脈者，起於下極之俞，並於脊裏，

上至風府，入屬於腦。

此承明八脈起止之義。下極之俞，長強穴也，在脊骶骨端。風府穴在腦後發上，同身寸之三寸。蓋督者，

都也，能統諸陽脈，行於背，爲陽脈之都綱也。

按唐氏曰：督脈起於腎中，下至胞室，腎中天一所生之癸水，入於胞中，全在督脈導之使下也。督氣至胞，

任脈應之，則心胃之血，乃下會於胞中，此爲任督相交，心腎相濟，道家坎離水火交媾之鄉，即在於此。督脈

絡陰器，循二陰之間，與任脈會於下也。貫脊上頂，交於人中，與任脈會於上也。今細察其脈，由鼻柱上腦，

貫脊抵腎，由腎入胞中，據此道路觀之，乃知督脈主陽，主生腎氣。蓋氣生於天陽，吸入鼻孔，至腦門，下肺

管，循背脊，而下入腎，又由腎入胞中，故吸入則胞中滿也。吸入之氣，實由鼻由腦由脊而下，故掩鼻張口，

能出氣而不能吸氣。蓋吸由脊下，非從鼻腦不能入也。呼由膈出，故張口能出氣也。吸由脊下，督脈主之，知

督脈所主，乃知氣之所生化矣。

任脈者，起於中極之下，以上至毛際，循腹裏，上關元，至咽喉。

中極穴屬任脈，在臍下，同身寸之四寸，言中極之下，蓋指會陰穴也。由會陰循腹裏而上行，至咽喉。任者，任也，能統諸陰脈而行於腹，爲陰脈之總任也。

按唐氏曰：督脈在背，總製諸陽，謂之曰督。任脈在腹，總統諸陰，謂之曰任。陰陽相貫。故任與督兩脈必相交，下則交於前後陰之間，上則交於脣之上下也。以先後天論之，督在脊屬腎，屬先天；任在腹屬胃，屬後天。先天主氣，下交胞中，後天主血，下交胞中，全在此二脈也。以水火論，督脈屬氣屬水，任脈屬血屬火，是任脈當又屬之心，心腎相交，水火既濟，皆由於此。故任脈者，陰脈之海也。

衝脈者，起於氣衝，並足陽明之經，夾臍上行，至胸中而散也。

衝脈爲十二經之海，起於氣衝，並陽明之脈，夾臍上行而至胸中。《素問·骨空論》言起於氣街，並少陰之經，與此異。《靈樞·逆順肥瘦篇》與此同。蓋衝脈起於胞中，爲氣血之海，乃呼吸之根，人之呼氣，由氣海循胸膈肺管而出於喉，故以衝爲氣街，蓋指乎此，經文雖互異，而義無害也。

按人身陰陽原氣，皆起於下。故《內經》以廣明之後，即爲太衝，太衝之地，屬之少陰，少陰之前，乃爲厥陰。其部爲血海，常與太衝騰精氣而上，灌漑陰陽，斯則人之元氣精氣，皆起於下也。由下而起，則分三道而上，其陽者，從少陰之後，行太陽夾脊中道，以總諸陽，名爲督。其陰者，由前陰地道而上，行陽明之表，

難經·難經正義

中以總統諸陰，其名爲任。而中央一道，則脈起血海，騰精氣而上，積於胸中爲宗氣，以司呼吸，其名爲衝。

是氣則與陽明胃氣俱住中州，亦與血海之營氣，俱行十二經脈者也。督脈任脈，皆起胞中，一行脊，一行腹，

會於承漿。衝脈則由胸中上行，挾臍而會於咽喉，三脈同起於下極，一源而三歧，故軒岐不曰衝督任，而總

其名曰太衝。是太衝者，以一身之精氣升降言之也。夫胃中飲食之精汁，奉心化血，下入胞中，

即由衝脈導之使下，故《內經》云：女子二七而天癸至，太衝脈盛，月事以時下也。是胞中爲先天腎氣、後天

胃血交會之所，衝脈起於胞中，導先天腎氣上行，以交於胃，導後天陰血下行，以交於腎，導氣而上，導血而下。

通於腎，麗於陽明，此衝脈之所司也。

帶脈者，起於季脇，迴身一周。

帶脈起於季脇下，同身寸之一寸八分。帶，束也。迴，繞也。橫圍一周，前垂如帶，總束諸脈，使上下有常，

要約管束之，如人之束帶然，故名帶也。帶脈之所從出，則貫腎繫，是當屬腎，女子繫胞，賴其主持，蓋其根

結於命門也。環腰貫臍，居於身之中，又當屬脾，故脾病則女子帶下，以其屬脾，而又下垂於胞中，故隨帶而下也。

陽蹻脈者，起於跟中，循外踝上行，入風池。

陽蹻脈起於足外踝申脈穴，而上行入於風池。風池穴在耳後，同身寸之半寸，屬少陽膽經。蹻者，捷也，

主人行走之機，供步履之用也。

陰蹻脈者，亦起於跟中，循內踝上行，至咽喉，交貫衝脈。

陰蹻脈起於足內踝骨下之照海穴，而上行至咽喉，交貫衝脈，循頄入皆，與太陽、陽蹻脈會。

按　兩蹻脈者，蹻以矯舉爲義，乃絡脈中之氣血行身之側，與少陽厥陰同性，兩脈主筋，兩蹻亦主筋也。

然其道不同，陰出陽而交於足太陽，陽入陰而交於足少陰，其氣每從陰陽根柢和合，以爲矯舉，而上榮大會於目，故目之瞑開皆宜。其曰陰脈營其藏，陽脈營其府者，入陰則營藏，入陽則營府也。男女脈當其數者，男子陽用事，其蹻在陽，故男子數斷其陽。女子陰用事，其蹻在陰，故女子數斷其陰也。

陽維陰維者，維絡於身，溢畜不能環流灌溉諸經者也。故陽維起於諸陽會也，陰維起於諸陰交也。

脈會於臑俞，與手足少陽會於天髎及會肩井，與足少陽會於陽白，上本神、臨泣、正營、腦空，下至風池，與督脈會於風府、啞門，此陽維之起於諸陽之會也。陰維之郄名曰築賓，與足太陰會於腹哀、大橫，又與足太陰

陽維陰維，維絡於身，爲陰陽之綱維也。陽維發於足太陽之金門，以足少陽陽交爲郄，與手足太陽及蹻

厥陰會於府舍、期門，又與任脈會於天突、廉泉。此陰維起於諸陰之交也。

按　陽維主皮膚之氣，行身之表，陰維主脂膜之氣，行身之裏，故病寒熱內痛也。其起止，羅氏謂陰維以維於諸陰，陽維以維於諸陽，然而能爲維者，必從乎陰陽之根柢，具盛氣之發，而後能維。陽維從少陰至太陽，發足太陽之金門，而與手足少陽陽明五脈會於陽白。陰維從少陽斜至厥陰，發於足少陰之築賓，至頂前而

陽，發足太陽之金門，而與手足少陽陽明五脈會於陽白。

終。少陰少陽，爲陰陽根柢之氣，維於陽者，必從少陰以起之，是陰爲陽根也。維於陰者，必從少陽而起之，是陽爲陰致也。故二脈乃孫絡中氣血而入於絡脈，爲衛氣綱領也。

比於聖人圖設溝渠，溝渠滿溢，流於深湖，故聖人不能拘通也。而人脈隆盛，入於八脈而不環周，故

十二經亦不能拘之，其受邪氣，畜則腫熱，砭射之也。

比於者，譬喻之辭也。言奇經八脈所起所繼如此，然不拘於十二經者，何哉？比如聖人設溝渠，所以通

利水道也，溝渠滿溢，則流入深湖。深湖者，卑平積水之所，故能拘製於溝渠而流通也。人身經脈隆盛，入於

奇經，不能還歸於十二經脈之中，邪氣入於奇經，無從而出，鬱滯不通，而為腫為熱，惟用砭石以射之，則邪

氣因血以泄，病乃可已也。

二十九難曰：奇經之為病何如？然：陽維維於陽，陰維維於陰，陰陽不能自相維，則悵然失志，溶溶不

能自收持。陽維為病苦寒熱，陰維為病苦心痛。陰蹻為病，陽緩而陰急。陽蹻為病，陰緩而陽急。衝之為病，

氣逆而裏急。督之為病，脊強而厥。任之為病，其內苦結，男子為七疝，女子為瘕聚。帶之為病，腹滿，腰溶

溶若坐水中，此奇經八脈之為病也。

此節明奇經八脈之病情也。陽維維於陽，陰維維於陰，若陰陽不能相維，則悵然失志，神思不爽矣。溶溶，

懈怠浮蕩貌，言緩慢而不能收持也。陽維為衛，陽氣不和，故寒熱。陰血化於心少陰，陰氣不利，故心痛也。兩

蹻脈為病，病在陽則陽脈結急，病在陰則陰脈結急，受病者急，不病者自和緩也。

衝脈起於氣衝，而至胸中，其為病氣逆而裏急，其所以受邪，亦因腎氣不足而邪能干之也。督脈行身之背，

督脈受邪，病必脊痛而厥逆也。任脈起胞門子戶，而行於腹，故其脈結爲七疝瘕聚之病也。帶脈橫圍腰腹，故

病則腹緩，腰溶溶如坐水中，寬慢不收而畏寒也。曰此奇經八脈之爲病者，以總結上文診候之要也。

按　經脈者，藏府血氣之路徑也，若者邪滯，則病生焉。此篇七難，專論經絡，何以詳於奇經而略於正經，

殊覺未備。今從《靈樞·經脈篇》錄其起止，指明經脈所過，以闡血氣之跡，而知病起何經，庶不致盲人摸象

也。手太陰肺經之脈，起於中焦，下絡大腸，還循胃口，上膈屬肺，從繫橫出腋下，循臑內下肘，循臑內至寸口，

上魚際，出大指之端。其支者，從腕後直由次指內廉而出其端。手陽明大腸，與肺爲表裏，其脈起於大指次指

之端，循指上廉，出合谷兩骨間，上入兩筋中，循臑上廉，入肘外廉，上臑外至肩，出髃骨之前廉，而至肩背

之上天柱骨間大椎會上，又下入缺盆，絡肺下膈，屬大腸。其支者，從缺盆上頸貫頰，入下齒中，還出挾口交

人中而上挾鼻孔。足陽明胃脈，起於鼻之交頞中，由眼下循鼻外，入上齒中，還出挾口環脣，下交承漿，卻循

頤後下廉，出大迎，循頰車，上耳前，過客主人，循髮際，至額顱。其支者，從大迎前下人迎，循喉嚨，入缺

盆，下膈屬胃絡脾。其直者，從缺盆下乳內廉，挾臍入氣街中。其支者，起於胃口，循腹裏，至氣街，與直

者合。以下髀關，抵伏兔，下膝臏中，下循脛外廉，下足跗，入中指內間。又其支者，由下膝三寸而別，下入

中指外間。又其支者，別跗上入大指間出其端。足太陰脾與胃爲表裏，其脈起於足大指之端，循指內側白肉際，

過核骨後，上內踝前廉，至腨內，循脛骨後上膝股內前廉，入腹屬脾絡胃。又上膈挾咽，連舌本，散舌下。其

支者，復從胃別上膈，注心中。手少陰心經之脈，起於心中，出屬心繫，下膈絡小腸。其支者，從心繫上挾咽，

係目繫。其直者，從心繫卻上肺，下出腋下，循臑內後廉，下肘內，由臑內後廉抵掌後銳骨之端，入掌內後廉，

循小指之內出其端。手太陽小腸，與心為表裏。其脈起於小指之端，循手外側上腕，出踝中，直上循臂骨下廉，

出肘內側兩筋之間，上循臑外後廉，出肩解，繞肩胛，交肩上，入缺盆，絡心循咽下膈，抵胃屬小腸。其支者，

從缺盆循頸上頰，至目銳眥，卻入耳中。又有支者，別頰上䪼抵鼻，至目內眥，斜絡於顴。足太陽膀胱之脈，

起於目內眥，上額交巔。其支者，從巔至耳上角。其直者，從巔入絡腦，還出別下項，循肩膊內，挾脊抵腰中，

入循膂，絡腎屬膀胱。其支者，從腰中下行，挾脊貫臀入膕中。又有支者，從髆內左右別下貫胛，挾脊內，過

髀樞，循髀外，從後廉下合膕中。以下貫踹內，出外踝之後，循京骨，至小指外側。足少陰腎，

其脈起於小指之下，斜走足心，出於然谷之下，循內踝之後，別入跟中，以上踹內，出膕內廉，上股內後廉，

貫脊屬腎，絡膀胱。其直者，從腎上貫肝膈，入肺中，循喉嚨，挾舌本。其支者，從肺出絡心，注胸中。手厥

陰心包絡之脈，起於胸中，出屬心包絡，下膈歷絡三焦。其支者，循胸出脇，下腋三寸，上抵腋下，循臑內，

下肘中，下臂行兩筋之間，入掌中，循中指出其端。又有支者，別掌中，循小指次指出其端。手少陽三焦，與

心包絡為表裏。其脈起於小指次指之端，上出兩指間，循手表腕，出臂外兩骨之間，上貫肘，循臑外，上肩，

入缺盆，布膻中，散絡心包，下膈，循屬三焦。其支者，從膻中上出缺盆，上項，繫耳後，直上出耳上角，

以下頰至䪼。又有支者，從耳後入耳中，出走耳前，過客主人前，交頰，至目銳眥。足少陽膽脈，起於目銳

眥，上抵頭角，下耳後，循頸，至肩上，入缺盆。其支者，從耳後入耳中，出走耳前，至目銳眥後。又有支

者，別銳眥，下大迎，合手少陽脈抵於頄，下加頰車，至頸，合缺盆，以下胸中，貫膈，絡肝屬膽，循脇裏，出氣街，繞毛際，橫入髀厭中。其直者，從缺盆下腋循胸，過季脇，下合髀厭中。以下循髀陽，出膝外廉，至外輔骨之前，直下抵絶骨之端，下出外踝之前，循足跗上，入小指次指之間。其支者，別跗上，入大指之間，循大指歧骨內出其端。還貫爪甲，出三毛。足厥陰肝，與膽爲表裏。其脈起於大指叢毛之際，上循足跗上廉，去內踝一寸，上踝八寸，由太陰之後上腘內廉，循股陰，入毛中，過陰器，抵小腹，挾胃屬肝絡膽，上貫膈，布脇肋，循喉嚨之後，上入頏顙，連目繫，上出額，與督脈會於巔。其支者，從目繫下頰裏，環脣內。又有支者，復從肝別貫膈，上注於肺，下行至中焦，挾中脘之分，復接於手太陰肺經，合督任兩脈，以盡十六丈二尺之脈道，終而復始也。

右第二卷，二十三難至二十九難，论經絡。

卷三

三十難曰：榮氣之行，常與衛氣相隨不？然：經言人受氣於穀，穀入於胃，乃傳於五藏六府，五藏六府，皆受於氣。其清者爲榮，濁者爲衛，榮行脈中，衛行脈外，榮周不息，五十而復大會。陰陽相貫，如環之無端，故知榮衛相隨也。

榮衛循行之義，已詳一難中。此言榮衛相隨不息之原，起於胃之穀氣，其清者爲榮，即穀味之精，乃陽中之陰也。血爲榮，行於脈中，其濁者爲衛，即穀味之氣，乃陰中之陽，即所謂陽明悍氣也，化氣爲衛，以衛護於脈外。《素問·痹論》云：榮者，水穀之精氣也，和調於五藏，灑陳於六府，乃能入於脈也。衛氣者，水穀之悍氣也，其氣慓疾滑利，不能入於脈也。亦即此義。但此節乃《靈樞·營衛生會篇》中語。惟《靈樞》作穀入於胃，以傳於肺，五藏六府皆以受氣，爲少殊耳。然胃中水穀之精，爲微絲液管吸至頸會管，過肺入心，化赤爲血，以榮五藏六府。經脈之中，刪去『以傳於肺』四字，便乖藏府傳道之義，關係匪輕，不可缺也。

三十一難曰：三焦者，何稟何生？何始何終？其治常在何許，可曉以否？然：三焦者，水穀之道路，氣之所終始也。上焦者，在心下，下膈，在胃上口，主內而不出，其治在膻中，玉堂下一寸六分，直兩乳間陷者是。中焦者，在胃中脘，不上不下，主腐熟水穀，其治在臍旁。下焦者，當膀胱上口，主分別清濁，主出而不內，

難經·難經正義

以傳道也，其治在臍下一寸。故名曰三焦，其府在氣街。

前節舉五藏六府，稟水穀榮衛之氣而相資養，爲論藏府之首條。此因三焦之氣化，論其發用之理也。夫

三焦者，稟厚氣以資始，合胃氣以資生，上達胸中而爲用，往來通貫，宣布無窮，造化出納，作水穀之道路，

爲氣之所終始也。上焦在膈膜之下者，以其上層與膈膜下層黏屬也。其氣自下而上，散於胸中，分布薰蒸於皮

膚腠理，故在胃上口，主納而不令出，其治在膻中穴，屬任脈，在玉堂下同身寸之一寸六分陷者中，任脈氣所

發也。中焦在胃中脘，以其包肝裹胃也，其治在臍旁之天樞，胃脈之穴也，其用在胃之中脘。中脘者，乃十二

經所起所會，陰陽肉完之處，故曰脘也。下焦者，當膀胱上口，乃闌門之分，蓋由此清者入於膀胱而爲氣爲溺，

濁者入於大腸而爲滓爲穢，故主出而不納，以傳道也，其治在臍下任脈之陰交穴。《素問·靈蘭秘典論》曰：

三焦者，決瀆之官，水道出焉，即指此也。其所在氣街者，氣街在毛際兩旁，足陽明經穴，乃三焦之根，原氣

所之處，即由腎繫所生之脂膜也。大三焦屬相火之宅，火之性自下而上，故《素問·經脈別論》曰：飲入於胃，

遊溢精氣，上輸於脾，此指中焦也。脾胃散精，上歸於肺，此指上焦也。通調水道，下輸膀胱，此指下焦也。

然論上中下三焦之氣，何以獨重乎飲，不知氣乃水之所化也？膀胱之水，借吸入之天陽，引心火至下焦，薰蒸

化而爲氣以上達，爲津爲液爲汗，此火交於水化氣之理，即乾陽入坤陰，隨陽氣上騰而爲云爲雨之義也。若夫

三焦之形質，詳見於二十五難，可參互觀之。

三十二難曰：五藏俱等，而心肺獨在膈上者，何也？然：心者血，肺者氣，血爲榮，氣爲衛，相隨上下，

謂之榮衛，通行經絡，營周於外，故令心肺在膈上也。

《素問·五藏生成論》曰：諸血皆屬於心，諸氣皆屬於肺。是心主血，血爲榮，肺主氣，氣爲衛，凡人心肺之下，諸

氣動依血，營衛相隨，通行經絡，周於身外，猶天道之運於上，故居膈上也。膈，膈膜也。

藏之上，有膈膜一層，薄如細網，隨呼吸以升降，遮隔濁氣，不使上薰於心肺也。首節明血氣之用，此節言血

氣之體，以見人身藏府，皆賴血氣之榮養也。

三十三難曰：肝青象木，肺白象金，肝得水而沉，木得水而浮，肺得水而浮，金得水而沉，其意何也？然肝者，

非爲純木也，乙，角也，庚之柔。大言陰與陽，小言夫與婦。釋其微陽，而吸其微陰之氣，其意樂金，又行陰道多，

故令肝得水而沉也。肺者，非爲純金也，辛，商也，丙之柔。大言陰與陽，小言夫與婦。釋其微陰，婚而就火，

其意樂火，又行陽道多，故令肺得水而浮也。肺熟而復沉，肝熟而復浮者，何也？故知辛當歸庚，乙當歸甲也。

此言陰陽互根，五行化合之理。人身不外乎陰陽，交則生，不交則病，離則死。越人特舉肝肺而言者，肝藏魂，

肺藏魄，魂魄爲一身陰陽之主宰也。以十干合藏府，甲陽木應膽，乙陰木應肝，丙陽火應小腸，丁陰火應心，

戊陽土應胃，己陰土應脾，庚陽金應大腸，辛陰金應肺，壬陽水應膀胱，癸陰水應腎。若以五音配五行，宮土、

商金、徵火、羽水，各因十干之陰陽而分太少也。肝屬乙木，得水當浮，何以反沉？然：肝雖乙木，乙

與庚合，庚爲陽金，金性本沉，婦當從夫，其意樂金。而失木之本性，故得水反沉也。肺屬辛金，金得水反

何以反浮？然：肺雖辛金，辛與丙合，丙爲陽火，火性炎上，婦當從夫，其意樂火，而失金之本性，故得水

浮也。生則生氣旺，故能化合；熟則生氣盡，故不能化合。所以肝熟而復浮，肺熟而復沉，各歸其本性也。大

而言之，即天地之陰陽；小而言之，即人倫之夫婦，其理一也。

夫肝屬足厥陰經，位於膈下，故行陰道多也。肺屬手太陰經，位於膈上，故行陽道多也。今舉肝肺類推，

則藏府陰陽之化合，從可會通矣。

按 十干者，甲乙丙丁戊己庚辛壬癸也。五行化合者，甲己化土，乙庚化金，丙辛化水，丁壬化木，戊

癸化火也。化合之義，未有明其所以然者，請詳言之。術士僉謂逢龍則化，蓋甲己之年，首丙寅月，次丁卯，

次戊辰。辰爲龍，龍善變化，戊爲陽土，此一年之運，皆當屬土。汪雙池非之，言寅月三陽出於地上，是地氣

始升也，化氣當自寅月始，如甲己之年，首丙寅月，丙火生土，故甲己化土。化氣者，化其所生之氣也，餘可

類推。斯說頗爲近理，然於化合之義，究不能明。或謂經曰丹天之氣，經於牛女戊分，黅天之氣，經於心尾己分，

蒼天之氣，經於危室柳鬼，素天之氣，經於亢氐畢昴，元天之氣，經於張翼婁胃，其戊己分者，則奎壁角軫也。

五天五行之守氣，各有所橫，以加於宿度，臨於十干之上。如黅氣於心尾己分，心尾當甲，角軫當己，故土

位甲己也，以下皆然。此言似近理而實非，蓋天動而虛，其氣圓通，而初無定氣，其臨御五行，自有本然當然

難經·難經正義

之則，而初非有守氣以期之也。況所謂化氣者，逢合則化，不逢合則不化。五天之氣，雖應五行，而於化合之理，無所取義，未可執也。蕭吉《五行大義》引季氏《陰說》曰：木八畏庚九，故以妹乙妻庚，庚氣在秋，和以木氣，是以薺麥當秋而生，所謂妻來之義。火七畏壬六，故以妹丁妻壬，壬得火熱氣，故款冬當冬而華。金九畏丙七，故以妹辛妻丙，丙得金氣，故首夏靡草薺麥死。水六畏土，故夏至之後，三庚為伏，以畏火也。土五畏甲八，故以妹己妻甲，土帶陰陽，合以雌嫁木，故能生物也。水六畏土，故以妹癸妻戊，五行相和，是其合也。張行成《翼元》云：天元五運之數，以坤元主土，配中央作五行之化源，自土至火，以次相生，然十干配五行，多不類者，蓋有相尅之變數在其中也。甲木尅己土為妻，生庚金為一變。乙庚次甲己，故乙庚為金運。庚金尅乙木，生壬水，壬水尅丁火，凡兩變。丙辛次乙庚，故丙辛為水運。丙火尅辛金，生壬水，自丙辛之水生甲木，凡三變。丁壬次丙辛，故丁壬為木運。丁壬之木生丙火，丙火尅辛金，生壬水，壬水尅丁火，凡四變。戊癸次丁壬，故戊癸為火運。戊土尅癸水，生甲木，甲木尅己土，生庚金，庚金尅乙木，生丙火，丙火尅辛金，生壬水，壬水尅丁火，自戊癸之火生戊土，凡五變。甲己又次戊癸，故甲己復為土運。於是戊己會於中央也。此說皆盡五行生尅之妙，然陰陽之理，以和為洽，夫婦之道，非脇可成，究未若羅淡生《內經博議》引申《天元玉冊》之義曉暢也，岐伯述《天元玉冊》曰：太虛廓寥，肇基化元，萬物資始，五運終天，布氣真靈，總統坤元。夫肇基化元而布氣真靈，乃云總統於坤元，是坤元為萬物之母也。坤元既為萬物之母，而總統之，

則天亦必有以先用之也。天之十干,以戊己居中宮,而先用水火,然後成於金木,豈非總統坤元,而以土爲

首之義乎!是以天之御化,首以土爲甲,而甲遂爲土,仍順布五行於乙丙丁戊之上,而以本氣化之,土生金,

以金加於乙,金生水,水加丙,水生木,木加丁,木生火,火加戊,五行畢再傳,而土加於己,故甲己合也。

金加庚,故乙庚合也。水加辛,故丙辛合也。木加壬,故丁壬合也。火加癸,故戊癸合也。此因合而化,一定

之理,有不可移易者也。然本氣之陰陽,仍有不能從化,而依之以爲用者,如加陽干爲氣有餘,加陰干爲氣不足,

此又因值年以佐用也。

三十四難曰:五藏各有聲色臭味,皆可曉知以否?然:十變言,肝色青,其臭臊,其味酸,其聲呼,其液泣;

心色赤,其臭焦,其味苦,其液汗;脾色黃,其臭香,其味甘,其液涎;肺色白,其臭腥,

其味辛,其液涕;腎色黑,其臭腐,其味鹹,其聲呻,其液唾,是五藏聲色臭味也。

此本五行而言五藏之用也。肝屬木,青者,木之色也;臊者,木之氣也;酸者,曲直作酸,木之味也;

其聲呼者,聲引而長,亦木之氣也;其液泣者,肝開竅於目,故爲泣也。心屬火,赤者,火之色也;焦者,火

之氣也;苦者,炎上作苦,火之味也;其聲言者,言散而揚,火之象也;其液汗者,心主血,汗爲血之標也。

脾屬土,黃者,土之色也;香者,土之氣也;甘者,稼穡作甘,土之味也;其聲歌者,歌緩而敦,土之象也。

或云:脾神好樂,故其聲主歌;其液涎者,脾開竅於口,故爲涎也。肺屬金,白者,金之色也;腥者,金之氣也;

難經·難經正義

辛者，辛從革，金之味也；其聲哭者，哭悲而激慘，金之象也；其液涕者，肺開竅於鼻，故爲涕也。腎屬水，

黑者，水之色也；腐者，水之氣也；鹹者，潤下作鹹，水之味也；其聲呻者，呻沉而咽，爲水之象也。又腎位遠，

非呻之氣不得及於息，故聲之呻者，自腎出也；其液唾者，腎開竅於舌下，故爲唾也。十變，陳氏謂肺主聲，

肝主色，心主臭，脾主味，腎主液，五藏錯綜，互相有之，故云十變也。

按 徐氏曰：五藏之聲《靈樞·九鍼篇》《素問·宣明五氣論》俱云：心噫、肺欬、肝語、脾吞、腎欠，

此則爲呼言歌哭呻，乃本之《素問·陰陽應象大論》，蓋彼以病之所發言，此以情之所發言，其理一也。讀經

當推測其義，如此則無不貫矣。

腎藏精與志也。

五藏有七神，各何所藏耶？然：藏者，人之神氣所舍藏也。故肝藏魂，肺藏魄，心藏神，脾藏意與智，

五藏言有七神者，脾與腎兼兩神也。藏者，藏也，言人之神氣藏於內焉。肝藏魂者，魂乃陽之精，氣之靈也。

人身氣爲陽，血爲陰，陽無陰不附，氣無血不留。肝主血而內含陽氣，是之謂魂。究魂之根源，則生於坎水之一陽，

推魂之功用，則發爲乾金之元氣。不藏於肺而藏於肝者，陽潛於陰也；不藏於腎而藏於肝者，陰出於陽也。晝

則魂遊目而爲視，夜則魂歸於肝而爲寐。《靈樞·本神篇》云：隨神往來謂之魂，言其知覺之靈處也。肺藏魄者，

魄乃陰之精，形之靈也。肝主血，本陰也，而藏陽魂，陽潛於陰也。肺主氣，本陽也，而藏陰魄，陰生於陽也。

人之初生，耳目心識，手足運動，啼呼爲聲，皆魄之靈也。百合病恍惚不甯，魄受擾也，魘魅中惡，魄氣掩也。

本神篇云：並精而出入者謂之魄，言其運動之能處也。心藏神者，神主知覺，明照萬事之義也。夫神爲何物，乃腎中之精氣，而上歸於心，合爲離卦，中含坎水之象，惟其陰精內含，陽精外護，所以光明朗潤而能燭物。蓋神即心火，得腎陰濟之而心湛然，神明出焉。心血不足則神煩，風痰入心則神昏。本神篇云：兩精相搏謂之神，言其陰陽合體之妙機也。脾藏意與智者，脾主守中，故能記憶，又主運用，故能周慮。本神篇云：心有所憶謂之意，因慮而取物謂之智，蓋脾主思故也。腎藏精與志者，心之所之謂之志，神生於精，志生於心，亦心腎交濟之義。

按 志者，專意而不移也。志本心之作用，而藏於腎者，陽藏於陰中也。腎主精，爲五藏之本，精生髓，爲百骸之主，精髓充足，伎巧出焉，志之用也。本神篇云：初生之來謂之精，意之所存謂之志，亦此義也。

三十五難曰：五藏各有所，府皆相近，而心肺獨去大腸小腸遠者，何也？然：經言心榮肺衛，通行陽氣，故居在上；大腸小腸，傳陰氣而下，故居在下，所以相去而遠也。

肝之府膽，脾之府胃，腎之府膀胱，其位皆相近。心之府小腸，肺之府大腸，何以皆相遠？蓋血爲營而心主血，故營屬心，氣爲衛而肺主氣，故衛屬肺。心榮肺衛，行陽氣而居上，大腸小腸，傳陰氣而居下，所司不同，其經雖相合，而位則相遠矣。

又諸府者，皆陽也，清淨之處。今大腸小腸，胃與膀胱，皆受不淨，其意何也？

難經·難經正義

又問陽宜清淨，而諸府皆陽也，則當爲清淨之處，然大腸小腸，胃與膀胱，反受穢濁，獨不及膽，何也？

蓋膽無所受故也。

然：諸府者，謂是非也。經言小腸者，受盛之府也；大腸者，傳寫行道之府也；膽者，清淨之府也；胃者，水穀之府也；膀胱者，津液之府也。一府猶有兩名，故知非也。小腸者，心之府；大腸者，肺之府；膽者，肝之府；胃者，脾之府；膀胱者，腎之府。

言諸府雖屬於陽，而非皆清淨之府也。《素問·靈蘭秘典論》曰：小腸者，受盛之官，化物出焉。盛音承，貯也。言受胃之物，化其渣滓，故云受盛之府也。又曰：膽者，中正之官，決斷出焉。膽無受而有瀉，故云清淨之府也。言小腸中物，至此精汁已盡，變化爲糟粕而出，故云行道之府也。又曰：大腸者，傳道之官，變化出焉。言胃主納穀，脾主消穀，二者相合，統稱倉廩之官，故云水穀之府也。又曰：脾胃者，倉廩之官，五味出焉。言胃主納穀，脾主消穀，二者相合，統稱倉廩之官，故云水穀之府也。又曰：膀胱者，州都之官，津液藏焉，氣化則能出矣。言膀胱之水，能化而爲氣，由衝任直上，化津化液化汗，故云津液之府也。諸府各有名，如上文所云，皆實指受穢濁者也。蓋諸體爲陽，而用則爲陰，經所謂濁陰歸六府也。惟膽名清淨，故不受穢濁，若餘府亦名清淨，則有兩名矣。《靈樞·本輸篇》曰：肺合大腸，心合小腸，肝合膽，脾合胃，腎合膀胱，此其義也。

按 西醫言小腸緊接於胃之下口，由幽門起至闌門止，約長二丈，通體皆是脂膜相連，中有微絲管，而所化之精汁，由衆液管從膜中吸至頸會管，過肺入心，其膽之苦汁，胰之甜汁，均由微絲管注入小腸，化食物，

一二〇

化赤爲血而達各藏。經言：小腸者，受盛之官，化物出焉者，實指小腸之氣化也。其附小腸之脂膜，即三焦之

物，而又屬之脾。小腸又係心之府，其相通之道，即由微絲管從三焦上膈，至包絡而達心，心遺熱於小腸，則

化物不出，爲痢爲淋，脾陰不足，則中焦不能受盛、爲膈食便結，三焦相火不足，不能蒸化水穀，則爲溏瀉矣。

大腸由闌門接小腸起，至肛門止，約長五尺餘，小腸中物，至此精汁已盡化，變爲糟粕而出。經言：大腸者，

傳道之官，變化出焉者，指大腸能傳道糟粕也。然大腸所以能傳道者，以其爲肺之府，肺氣下達，故能傳道，

是以大便秘結，有升舉肺氣之法也。膽附肝右葉之旁，中貯苦汁，其汁乃下部迴血入肝所化，人食後小腸飽滿，

上逼膽囊，使其汁流入小腸之內，以榨化食物而利傳渣滓，此西醫之言也。不知膽汁色青而屬陽，木得肝陰

所生之氣化，有是氣乃有是汁耳。若以汁論，膽汁多者，膽大而無畏懼；若以氣論，則膽火旺者，亦無畏懼。

太過者，不得乎中，則失其正，故有敢爲橫暴之事；不及者，不得乎中，則失其正，故常存懼怯之心。經言：

膽者，中正之官，決斷出焉。謂氣不剛不柔，得成中正，而臨事自有決斷也。以肝膽二者合論，肝之陽，藏於

陰，故主謀；膽之陽，出於陰，故主斷。若夫瀉而不受，故名清淨之府也。胃居膈下，其形紆曲如袋，其紋密，

故食物易入難出，上連食管，下接小腸，周圍多細穴，以生津汁，食物經胃津融和，略似濃粥，即出胃之下口

幽門，而至小腸頭，與膽之苦青汁、胰之甜白汁會合，榨出精液，經衆液管吸至頸，即過肺入心，化赤爲血

胰者，附脾之物，脾統血，胰中之甜白汁，乃脾血得脾陽之氣化而成。經言：脾胃者，倉廩之官，五味出焉。

蓋胃納穀，脾消穀，二者相合，而後成功，故可統稱倉廩也。然膽汁化食，戴元禮入肝之說，有由來矣。膀胱

難經·難經正義

居兩跨骨內正中，即陰交骨裏，體圓如盤，舒縮自如，下口與前陰相連，上口有小孔甚細，爲下焦之脂膜遮閉，

飲入之水，由胃下幽門之上小竅，散布下焦網膜，滲入爲溺，無溺則縮，溺至則舒，溺多則漲。西醫但知膀胱

藏溺，而不知水入膀胱，化氣上行，則爲津液，所剩餘質，乃下出而爲溺。經言：膀胱者，州都之官，津液藏焉，

氣化則能出矣。其言氣化則能出者，謂出津液，非出溺也。氣化二字，前於八難腎間動氣論中，已約略言之，

今再詳陳其義。夫氣者，乃火交於水所化，觀十二辟卦，乾陽入坤陰而化爲氣，氣升爲雲爲雨，人與天地參，

其陰陽之理一也。蓋人心主火，人鼻吸入之氣，乃天陽也，亦屬火。從鼻入肺，歷心繫，引心火，循脊背之脊筋，

下入腎繫。又從腎繫以達下焦氣海。氣海者何？即三焦之根，位居臍下，經謂胞室，王清任謂之氣府者是也。

凡人吸入之天陽，合心火下至胞室，則蒸動膀胱之水，化氣上騰，其氣透出膀胱，入於胞室，上循臍旁，由衝

任上膈入肺，而還出於口，隨呼而出。上出之氣，著漆石則爲露珠，在口舌藏府之中，則爲津液。又外出於皮毛，

以薰膚潤肌而爲汗，所謂氣化則津液能出者，此也。老人溺多，化氣少而水質多；壯者溺少，化氣多而水質少也。

吸入從脊，督脈主之，呼出從膈，任脈主之。吸入陽也，火交於水也；呼出陰也，氣即是水也。火不足以蒸水，

則津液不升，氣不得化，水不足以濟火，則津液乾枯，小水不下。故曰膀胱者，津液之府也。

小腸謂赤腸，大腸謂白腸，膽者謂青腸，胃者謂黃腸，膀胱者謂黑腸，下焦之所治也。

此以五行五藏之色，以分別五府，皆名爲腸，則俱受穢濁，所以明不淨之故也。下焦之所治者，《靈樞·

滲入膀胱焉。故五府皆下焦之氣所治也。

三十六難曰：藏各有一耳，腎獨有兩者，何也？然：腎兩者，非皆腎也。其左者爲腎，右者爲命門。命門者，謂精神之所舍，原氣之所繫也，男子以藏精，女子以繫胞。故知腎有二也。

腎有兩枚，左右各一，一主水，一主火，應乎升降之機也。命門者，以其爲三焦之根，十二經元氣之海，藏精施化之具，繫胞受孕之處，爲人生命之原，故曰命門也。《靈樞·根結篇》《素問·陰陽離合論》所謂太陽根起於至陰，結於命門。命門者，目也。此指太陽經穴終於睛明，睛明所夾之處爲腦心，乃至命之穴，故曰命門，與此義不同。然實指右腎爲命門，恐未盡是，以氣脈論之，水升於左，火降於右，左右者，陰陽之道路，升降之樞機，越人診脈獨取寸口，以左尺候水，右尺候火，故左名腎，右名命門，其義或取乎此。

按　西醫言腎形如豆，色紫質堅，頗類豬羊之腎，左右兩枚，長約三寸，闊約寸半，厚約七八分，其重約三兩至四兩。人高腎大，人矮腎小，位在脊骨十二節間，周圍三焦脂膜包裹，腎中有油膜一條，貫於脊骨，名爲腎繫，下通網膜，又有氣管由肺而下，附脊循行，下入腎繫，而透入網膜，達於丹田下焦之原。夫兩腎屬水，中間腎繫屬火，即命門也。《素問·刺禁論》云：七節之旁，中有小心者，即指命門言也。人與天地參，命門與太極相似，太極生兩儀，兩儀生四象，四象生八卦，八卦生六十四卦。自命門生兩腎，兩腎生六藏六府，六藏六府生四肢百骸之類。故人之交媾，未有精聚，先有火會，是火爲先天之本始，水爲天一之真元。腎中之火，

難經‧難經正義

名曰相火，即坎中龍雷之火也。是一陽陷於二陰之中，乃成乎離，而位乎坎，即兩腎有命門之義也。命門乃三

焦之根，爲相火之宅，相火布於三焦，即由命門始也。陳無擇謂有脂狀如手大，正與膀胱相對，有白脈自中出，

夾脊而上貫於腦者，亦指三焦腎繫而言也。越人獨取寸口診候，此相火生脾土，命脈寄夫右尺，故作左爲腎，

右爲命門以解之，亦水升於左，火降於右之義也。

三十七難曰：五藏之氣，於何發起，通於何許，可曉以不？然：五藏者，當上關於九竅也。故肺氣通於鼻，

鼻和則知香臭矣；肝氣通於目，目和則知黑白矣；脾氣通於口，口和則知穀味矣；心氣通於舌，舌和則知五味

矣；腎氣通於耳，耳和則知五音矣。

此節乃《靈樞‧脈度篇》文，稍有增易，大意謂五藏和則七竅通，不和則七竅不通。經言上開七竅，此言九竅，

當是簡誤。若潔古認真九竅，添『三焦之氣通於喉，喉和則聲鳴矣』二句，未免蛇足。謝氏曰：本篇問五藏之氣，

於何發起，答文止言五藏通九竅之義，而不及五藏之起發，恐有缺文。

五藏不和，則九竅不通；六府不和，則留結爲癰。

五藏神氣之所舍，不和則氣不得上達，故七竅不通。若六府不和，則血氣留滯於皮膚，有形之物，積聚

而爲癰矣。此結上起下之辭也。

邪在六府，則陽脈不和；陽脈不和，則氣留之；氣留之，則陽盛矣。邪在五藏，則陰脈不和；陰脈不和，

則血留之；血留之，則陰脈盛矣。陰氣太盛，則陽氣不得相榮也，故曰關。陽氣太盛，則陰氣不得相榮也，故曰關。

陰陽相盛，不得相榮也，故曰關格。關格者，不得盡其命而死矣。

陽邪中於六府，則陽脈不和；陽脈不和，則血滯而邪實，邪實則不和之脈轉而盛矣。陰邪中於五藏，則

陰脈不和；陰脈不和，則氣壅而邪實，邪實則不和之脈轉而盛矣。陰陽之脈俱盛，則成關格之證死矣。此亦《靈

樞·脈度篇》文，惟『關格』二字，與經文相反，當是錯簡。若夫覆溢關格之脈證，可與三難參觀。

按《靈樞·脈度篇》曰：陰氣太盛，陽氣不能榮，故曰關。陽氣太盛，陰氣不能榮，故曰格。《終始篇》

曰：人迎四盛，且大且數，名曰溢陽，溢陽為外格。脈口四盛，且大且數，名曰溢陰，溢陰為內關。《素問·

六節藏象論》曰：人迎四盛以上為格陽，寸口四盛以上為關陰。仲景《傷寒論》云：寸口脈浮而大，浮為虛，

大為實，在尺為關，在寸為格。斯皆以陰氣盛為關，陽氣盛為格，故知此節『關格』二字倒置，為錯簡也。

經言氣獨行於五藏，不榮於六府者，何也？然：夫氣之所行也，如水之流，不得息也。故陰脈榮於五藏，

陽脈榮於六府，如環之無端，莫知其紀，終而復始，其不覆溢，人氣內溫於藏府，外濡於腠理。

滑氏曰：此因上章『營』字之意，而推及之也。亦《靈樞》十七篇文，大同小異。所謂氣行於五藏，不

營於六府者，非不營於六府。謂在陰經，則營於五藏；在陽經，則營於六府。脈氣周流，如環無端，則無關格

覆溢之患，而人氣內得以溫於藏府，外得以濡於腠理矣。

三十八難曰：藏惟有五，府獨有六者，何也？然：所謂府有六者，謂三焦也。有原氣之別焉，主持諸氣，有名而無形，其經屬手少陽，此外府也，故言府有六焉。

此論三焦爲原氣別使，根於命門，導引諸氣，潛行默運於一身之中，無或間斷也。外府，謂在諸藏府之外也。三焦之形質可考，三焦之氣化難見，故曰有名而無形也。

三焦有形，於二十五難注中已詳言之。此論三焦爲原氣別使，根於命門，導引諸氣，潛行默運於一身之中，無或間斷也。

三十九難曰：經言府有五，藏有六者，何也？然：六府者，止有五府也。然五藏亦有六藏者，謂腎有兩藏也。

其左爲腎，右爲命門。命門者，謂精神之所舍也，男子以藏精，女子以繫胞，其氣與腎通，故言藏有六也。府

有五者，何也？然：五藏各一府，三焦亦是一府，然不屬於五藏，故言府有五焉。

經言府五藏有六，無考，不知所出。又以三焦不附於藏，故不名爲府，雖有六府，祇五府也。藏亦有六者，

以右腎命門，指爲一藏也，然腎雖有兩，而左右之氣相通，實皆腎而已，恐不得分爲兩藏。命門辨說，已詳言

三十六難注中，可參合而觀之。

按 五藏五府，以合五行，肺合大腸，金也；肝合膽，木也；腎合膀胱，水也；心合小腸，火也；脾合胃，

土也。手厥陰，包絡，即心外之衣，爲心主之宮城，手少陽三焦，乃腔內脂膜，爲藏府之郭郭，同司相火而相

合，是六藏六府，以應夫十二經脈也。若以腎分爲兩藏，則爲七藏矣。《靈樞·本輸篇》腎合膀胱，膀胱者，

津液之府也。少陽屬腎，腎上連肺，故將兩藏。三焦者，中瀆之府也，水道出焉，屬膀胱，是孤之府也。經言

難經·難經正義

腎將兩藏者，以腎兼主水火二氣也。少陽三焦之脈，散於胸中，而腎脈亦上連於肺，肺為天而主氣，三焦之下

俞，屬於膀胱，而膀胱為津液之府，乃腎之合。三焦主相火，生於腎而遊行於上下；膀胱主水，亦生於腎，蓋

以水藏而領水府也。然膀胱之氣，化津化液化汗，皆三焦相火蒸騰所致。夫天一之水，地二之火，皆腎所生，

合而論之是太極，分而論之猶兩儀。故本藏篇曰：腎合三焦膀胱。三焦膀胱者，腠理毫毛其應，即此義也。且

腎雖兼將兩藏，實陰陽相貫，水火互交，並主藏精，而為生氣之原，不得謂三焦無形，分腎為兩藏明矣。

四十難曰：經言肝主色，心主臭，脾主味，肺主聲，腎主液。鼻者肺之候，而反知香臭；耳者肺之候，

而反聞聲。其意何也？然：肺者，西方金也，金生於巳；巳者，南方火也，火者心，心主臭，故令鼻知香臭。

腎者，北方水也，水生於申；申者，西方金，金者肺，肺主聲，故令耳聞聲。

此五主，《素》《靈》無考，是擿古醫經者。陳氏曰：臭者心所主，鼻者肺之竅，心之脈上肺，故令鼻

能知香臭也。耳者腎之竅，聲者肺所主，腎之脈上肺，故令耳能聞聲也。或謂此以五行長生之法推之，木長生

於亥，火長生於寅，金長生於巳，水長生於申。心主臭，火也，肺金開竅於鼻而有巳火，故能知臭。肺主聲，

金也，腎水開竅於耳，而內有申金，故能聞聲。

四十一難曰：肝獨有兩葉，以何應也？然：肝者，東方木也。木者，春也。萬物之始生，其尚幼小，意無所親，

去太陰尚近，離太陽不遠，猶有兩心，故有兩葉，亦應木葉也。

肝有兩葉，應東方之木。木者，春也，萬物始生之初，草木甲坼，皆兩葉，乃木之本體，故肝與之相應也。

《素問・六節藏象論》言心爲陽中之太陽，腎爲陰中之太陰，腎水爲肝之母，心火爲肝之子，肝爲陰中之陽，居腎之上，心之下，故云尚近不遠也。無親，謂不專屬。猶有兩心，謂或從乎陽，或從乎陰也。

四十二難曰：人腸胃長短，受水穀多少，各幾何？然：胃大一尺五寸，徑五寸，長二尺六寸，橫屈受水穀三鬥五升，其中常留穀二鬥，水一鬥五升。小腸大二寸半，徑八分，分之少半，長三丈二尺，受穀二鬥四升，水六升三合，合之大半。迴腸大四寸，徑一寸半，長二丈一尺，受穀一鬥，水七升半。廣腸大八寸，徑二寸半，長二尺八寸，受穀九升三合，八分合之一。故腸胃凡長五丈八尺四寸，合受水穀八鬥七升六合，八分合之一。

此論腸胃長短，受水穀之數也。

此論腸胃長短容受之數，以圍三徑一之法約之，多有不合，或者簡誤。然長短容受之數，亦祗言略例耳，未可深泥。

　　按　西醫言胃形紆曲如袋，容水三升許，橫居膈下，上連食管，下屬小腸，其體三層。外層上下有血管四支分布，小支密纏於內，因胃接血比他藏尤多；中層之肉，經緯兩紋斜交，故能舒縮擁動，以勻轉食物；內層周圍有小穴，以生津液，胃體內外有腦氣筋及白節筋散布，故與百體相關應。胃之左爲脾，右爲肝，胰附於

胃後。胃之本熱，與他藏同，但消化食物時其熱較盛。胃津味酸，色如口沫，蓋主消化食物者也。小腸長約二丈，

上口通胃，下口接大腸，外皮光滑，內皮折疊，其紋甚密，上有尖粒，即吸液管之口。液管者，乃吸噏食物之

精液管也。

食物由胃至小腸頭，即與膽汁胰汁會合，漸落漸榨，榨出精液。其吸液管百派千支，散布腸後夾膜之間，

衆吸液管聚於附近脊骨處，合而為一，名曰精液總管，從腰骨間附脊骨而上至頸，即屈轉而下達心以化血。大

腸約長五尺，分上中下三迴，迴長尺餘。上迴與小腸相接處，名曰闌門。中迴在肝下，橫過胃底。下迴自脾下，

從左軟脇間斜落至肛門，乃直腸也。食入至上中兩迴，猶有吸液管吸其餘液，至下迴則精液已竭，惟存渣滓矣。

肝重四斤四兩，左三葉，右四葉，凡七葉，主藏魂。

西醫言肝居右脇下，五葉，色紫赤，重約三四十兩左右，兩葉中界長峽，右大於左，右下有小方葉，膽囊附焉。

右葉後之下，亦有一葉，不甚大，名後葉，尾葉尤小。由後葉底起，至右葉止，上覆下孟，左枕胃，下與賁門

為界，上為三焦膜包裹。左右葉各出膽管一支，相合一寸許，復分為二，一透小腸頭，一透膽囊，是通膽汁至

小腸，以融化食物者。肝內又有迴血等管，以養肝而接膽汁。肝不偏居於左，而肝為風木，應乎巽，舊說居左者，

應風木之氣左升，非以部位言也。肝為熱壅，則脹大數倍，若各管凝滯不通，血水溢滲夾膜之裏，漸積漸深，

而腹即漸大，故蠱脹一證，多屬之肝云。

心重十二兩，中有七孔三毛，盛精汁三合，主藏神。

難經·難經正義

西醫言心色赤而鮮，重約十兩，上闊下尖，周圍夾膜包裹，即心包絡也。上有肺罩之，空懸胸中，下有膈膜遮蔽。心之外體圓滑，內空如囊，剖視四壁鱗峋，或凹或凸，中有直肉隔之，故有左房右房之稱。左右半截間，又有橫肉間之，故有上房下房之號。四房大小相若，中有門戶，筋絲數條牽連，自能開闔。右上房有迴血管二支，一向上，一向下。右下房有大血管一支，長約寸許，即分爲左右而入肺。左上房有迴血管，亦與肺通。左下房有血脈總管一支，爲運赤血，循督脈，下血海，以散行經脈。另有腦氣筋白節筋，密纏於內，以行其用。

是心乃運血之藏，而主百脈，故爲君主之官也。

脾重二斤三兩，扁廣三寸，長五寸，有散膏半斤，主裹血，溫五藏，主藏意。

西醫言脾居胃旁，形長方而扁軟，重約六七兩，血盛則深紫。其大小變態不一，食過飽則脹大，飢時則小，若患瘧或熱病，有脹大十餘倍者。位在右脇下，與胃脂膜相連，內有迴血管，由胃後入肝，人病則血脈不行於外，即畜聚於脾，所以脾即脹大耳。脾內迴血管壅滯，即有血水滲泄於下，故腫脹之病，亦多發於脾也。胰，附脾之物，形長方，重約三四兩，橫貼胃後，頭大向右，尾尖在左。右之大頭，與小腸頭爲界，左之小尾，與脾相接；中有液管一條，由左橫右，穿過胰之體，斜入小腸上口之旁，與膽汁入小腸同路，所生之汁，能消化食物，其質味甜，或名之甜肉云。

肺重三斤三兩，六葉兩耳，凡八葉，主藏魄。

西醫言肺居膈上，狀若懸磬，繫以氣喉，色白如縞映紅，頂尖而圓，左兩葉，右三葉，披離下垂，右大於左，

因心尖向左，微占其位，左長於右，緣肝經處右，稍高於脾也。後附脊骨，前連胸膛，肺中有管竅，上通咽喉，

以呼出悍氣，吸入生氣，而換紫血，入心化赤，下引心氣，而達胞室。肺質輕鬆，外有膜沫濡潤，以助呼吸者也。

腎有兩枚，重一斤一兩，主藏志。

西醫言腎居十二脊骨間，形如豬腰子，重約三四兩，周圍有三焦脂膜包裹，左右相對，左上有脾胃及大

腸下迴蓋之，右上有肝及大腸上迴蓋之。腎中有油膜一條，貫於脊骨，下連三焦之根。又有氣管，

由腎繫附脊骨而上通心肺。兩腎屬水，中間腎繫屬火，即命門也。命門者，乃三焦發源之所，故三焦主相火，

與心包絡表裏。三焦之氣，遊行於上中下，即相火之遊行也。

膽在肝之短葉間，重三兩三銖，盛精汁三合。

西醫言膽囊式如梨，附於肝右之小方葉中，貯青汁，乃迴血入肝，感肝木之氣化而成。人食後小腸飽滿，

腸頭上逼膽囊，使其汁流入小腸之內，以融化食物，而利傳渣滓。若膽汁不足，則精粗不分，糞色白結而不黃；

膽汁過多，上嘔苦涎，或下泄青瀉，膽管閉塞，其汁入血，即病癉黃矣。

胃重二斤二兩，紆曲屈伸，長二尺六寸，大一尺五寸，徑五寸，水一鬥五升。小腸重二斤十四兩，

長三丈二尺，廣二寸半，徑八分，分之少半，左迴疊積十六曲，盛穀二鬥四升，水六升三合，合之大半。大腸

重二斤十二兩，長二丈一尺，廣四寸，徑一寸。當齊右迴疊積十六曲，盛穀一鬥，水七升半。膀胱重九兩二銖，

從廣九寸，盛溺九升九合。口廣二寸半，脣至齒長九分，齒以後至會厭，深三寸半，大容五合。舌重十兩，長

七寸，廣二寸半。咽門重十兩，廣二寸半，至胃長一尺六寸。喉嚨重十二兩，廣二寸，長一尺二寸，九節。肛

門重十二兩，大八寸，徑二寸大半，長二尺八寸，受穀九升三合，八分合之一。

此即《靈樞·腸胃篇》及『平人絕穀篇』之義。而增入五藏輕重，所盛所藏，雖覺前後重復，不害其爲叮嚀也。

藏府之學，西士言之較詳，故注中多採其說。然人有長短嬰壯不同，況古今之權量各異，其丈尺容受，不可拘泥，

識其略例可也。

四十三難曰：人不食飲，七日而死者，何也？然：人胃中常存留穀二鬥，水一鬥五升。故平人日再至圊，

一行二升半，日中五升，七日五七三鬥五升，而水穀盡矣。故平人不食飲，七日而死者，水穀津液俱盡，即死矣。

此《靈樞·平人絕穀篇》文，言人之藏府形骸，精神氣血，皆借水穀以資養生，水穀絕則形與氣俱絕矣。

平常無病之人，胃滿則腸虛，腸滿則胃虛，日夜消化，止留三鬥五升。人一日食五升，考《後漢書·南蠻傳》曰：

人稟五升。注：古升小，故曰五升也。若七日不飲食，其所留之水穀盡，則精氣津液皆盡，故死。然病人不飲食，

七日不死者，以水穀留積故也，蓋留積則爲病矣。

四十四難曰：七衝門何在？然：脣爲飛門，齒爲戶門，會厭爲吸門，胃爲賁門，太倉下口爲幽門，大腸

小腸會爲闌門，下極爲魄門，故曰七衝門也。

衝者，通要之地。門者，戶也。此承上文食飲之入，稽其通行之門徑也。脣爲飛門者，飛，古與扉通，扉，

戶扇也。蓋齒爲戶門，脣爲之扇，故曰扉門。《靈樞·憂患無言篇》曰：脣者，音聲之扇也，此即其義。會厭

爲吸門者，會厭爲物之所會聚，又能掩閉，勿使誤入也。吸者，吸納處也，言爲五藏聲音之出入，呼吸之門戶

也。胃爲賁門者，胃能聚物如倉廩，故曰太倉。賁，猶奔也，賁門在胃上口，言物入於胃，疾奔而下太倉也。

胃之下口接小腸處曰幽門，言深隱之地，與上下出入處至遠也。大腸小腸會爲闌門者，會，合也。小腸之下，

大腸之上，相接處分闌精血糟粕，各有所歸也。下極爲魄門者，魄門即肛門也。魄，古與粕通。《莊子·天道篇》曰：

古人之糟魄已夫？言食飲至此，精華已去，止存形質之糟粕，故曰魄門也。此七者，皆食飲出入，衝要之道路也。

四十五難曰：經言八會者，何也？然：府會太倉，藏會季脇，筋會陽陵泉，髓會絕骨，血會膈俞，骨會大杼，

脈會太淵，氣會三焦外一筋直兩乳內也。

人身藏府筋骨髓血脈氣，此八者，皆有會合之穴，若熱病在於內，則於外取其所會之穴，以去疾也。太

倉屬任脉，即中脘穴也，在臍上同身寸之四寸，六府取稟於胃，故爲府會。季脇屬足厥陰，即章門穴也，在大

橫外直臍季脇端，爲脾之募，五藏取稟於脾，故爲藏會。陽陵泉屬足少陽，足少陽之筋，結於膝外廉，即此穴也，

在膝下同身寸之一寸外廉陷中。又膽與肝表裏，肝者筋之合，故爲筋會。絕骨即枕骨，名玉枕穴，在絡卻後同

身寸之一寸五分，挾腦戶旁一寸三分，屬足太陽膀胱，與腎合，腎主骨，腦爲髓海，乃腎精所生，故爲髓會，

難經·難經正義

絕字疑是簡誤。或云：絕骨屬足少陽，一名陽輔，在外踝上同身寸之四寸，輔骨前，絕骨端如前三分，諸髓皆屬於骨，少陽主骨，凡物極則反，骨絕於此，而少陽生之，故髓會於絕骨也。膈俞屬足太陽，在項後第七椎去脊兩旁各同身寸之一寸五分，心俞下，肝俞上。心統血，肝藏血，能化精微而爲血之地，故爲血會。大杼屬足太陽，在項後第一椎下，去脊兩旁各同身寸之一寸五分，爲衝脈之俞。《靈樞·動輸篇》曰：衝脈與腎之大絡，起於腎下，蓋腎主骨，膀胱與腎合，故爲骨會。太淵屬手太陰，在掌後陷中，即寸口也。肺朝百脈，故爲脈會。三焦外，謂在焦膜之外；兩乳內，謂兩乳之中，任脈之所過，即膻中穴也，在玉堂下同身寸之一寸六分。《靈樞·海論篇》曰：膻中爲氣之海，故爲氣會。此八會，《內經》無考，然其義甚精，必古醫經之語也。

四十六難曰：老人臥而不寐，少壯寐而不寤者，何也？然：經言少壯者，血氣盛，肌肉滑，氣道通，榮衛之行，不失於常，故晝日精，夜不寤。老人血氣衰，肌肉不滑，榮衛之道濇，故晝日不能精，夜不寐也。故知老人不得寐也。

衛外之血氣，日行於陽絡二十五度，夜行於陰絡二十五度，分爲晝夜。故氣至陽則臥起而目張，氣至陰則休止而目瞑。夫血氣者，充膚熱肉，澹滲皮毛之血氣。肌肉者，在外皮膚之肌肉，在內募原之肌肉。氣道者，肌肉之紋理，三焦通會元真之處，血氣之所遊行出入者也。老人血氣衰，肌肉干枯，血氣之道濇滯，故晝不精，則休止而目瞑。夫血氣者，充膚熱肉，澹滲皮毛之血氣。老人血氣衰，肌肉不滑，榮衛之道濇，故晝日不能精，夜不寐也。故知老人不得寐也。

明，夜多不寐也。少壯者，血氣盛，肌肉滑利，血氣之道流通，而不失其出入之常度，故晝精明，夜多寐也。

是老人之寤而不寐也。少壯之寐而不寤，繫乎營衛血氣之有餘不足也。

四十七難曰：人面獨能耐寒者，何也？然：人頭者，諸陽之會也。諸陰脈皆至頸胸中而還，獨諸陽脈皆

上至頭耳，故令面耐寒也。

人面獨能耐寒者，以六陽經之脈，皆上至頭，六陰經之脈，皆不上頭，故也。《靈樞·邪氣藏府病形篇》曰：

首面與身形也，屬骨連筋，同血合於氣耳。天寒則裂地淩冰，其卒寒或手足懈惰，而其面不衣，何也？岐伯曰：

十二經脈，三百六十五絡，其血氣皆上於面而走空竅，其精陽氣上走於目而爲睛，其別氣走於耳而爲聽，其宗

氣上出於鼻而爲臭，其濁氣出於胃，走脣舌而爲味，其氣之津液，皆上薰於面，其皮厚，其肉堅，故天熱甚寒，

不能勝之也，此即其義。而又引逆順肥瘦篇，手三陰從藏走手，手三陽從手走頭，足三陽從頭走足，足三陰從

足走手之義以證之。言頭面爲諸陽之會，是以三陽之脈，上循於頭。然厥陰之脈，上額會巔，下循頰裏，而經

不云者，乃略言之耳。蓋陰陽寒熱之氣，皆從下而上升，故岐伯謂十二經脈，三百六十五絡，其血氣皆上於面，

而走空竅也。

上第三卷，三十難至四十七難，論藏府。

卷四

四十八難曰：人有三虛三實，何謂也？然：有脈之虛實，有病之虛實，有診之虛實也。脈之虛實者，濡者為虛，緊牢者為實。病之虛實者，出者為虛，入者為實；言者為虛，不言者為實；緩者為虛，急者為實。診之虛實者，濡者為虛，牢者為實；癢者為虛，痛者為實。外痛內快，為外實內虛；內痛外快，為內實外虛。故曰虛實也。

虛者，空虛，正氣不足也。實者，強實，邪氣有餘也。以脈言之，濡者軟細，故為虛也。緊牢者，緊弦勁，牢沉勁，故為實也。然脈之虛實，不僅乎此，舉此可類推也。以病言之，出者為虛，是五藏自病，由內而之外，所謂內傷是也。入者為實，是五邪所中，由外而之內，所謂外感是也。然出者間亦有實，入者間亦有虛，此言其大概耳。言者為虛，以病氣內乏，神氣自清，故惺惺而不妨於言也。不言者為實，以邪氣外攻，入鬱於內，故神志昏亂而不言也。緩者為虛，以緩病來遲，正氣奪而邪氣微，則病漸深也。急者為實，以急病來驟，正氣漓而邪氣盛，則病疾速也。診者，按也，候也。按其外而知之，非診脈之診也。以診候言之，癢者為虛，血氣少而肌肉不充則癢。痛者為實，邪氣聚而營衛不和則痛。又凡虛者喜按，實者拒按，故按之而痛者為實，按之而快者為虛也。濡者為虛，牢者為實，《脈經》引用此條，無此二句，或因上文而重出也。楊氏謂按之皮肉柔濡者為虛，牢強者為實，

一二八

似亦可解，姑存備參。

四十九難曰：有正經自病，有五邪所傷，何以別之？然：憂愁思慮則傷心；形寒飲冷則傷肺；恚怒氣逆，上而不下則傷肝；飲食勞倦則傷脾，久坐濕地，強力入水，則傷腎。是正經之自病也。

正經，本經也。五邪，五藏之邪也。心主思慮，若憂勞過用，則傷其心。肺主皮毛，形寒者，皮毛外受風寒也；飲冷者，內飲冷水也，其藏本寒，過則傷肺也。肝主怒恚，怒則木氣鬱而傷肝也。脾主四肢，勞倦太過則傷脾，脾運五穀，飲食不潔，則亦傷也。腎主骨，用力作強，坐濕入水則傷腎，蓋腎屬水，同氣相感也。然憂思恚怒，飲食動作，人之不能無者，惟不可太過，過則傷人必矣。

何謂五邪？然：有中風，有傷暑，有飲食勞倦，有傷寒，有中濕。此之謂五邪。

肝爲風木，故風先入肝。心爲君火，暑火之邪，故心受之。飲食勞倦，一味太過，則脾傷致病矣。寒侵皮毛則傷肺。雨霧蒸濕之氣則傷腎。此五者邪由外至，所謂外傷者也。

按《素問·本病論》《靈樞·邪氣藏府病形篇》與此大同小異。若《素問·陰陽應象大論》曰：怒傷肝，喜傷心，思傷脾，憂傷肺，恐傷腎。乃內傷七情，本藏自病之證也。『宣明五氣論』曰：肝惡風，心惡熱，肺惡寒，腎惡燥，脾惡濕。此六淫之邪，外感之證也。皆似同而異。或謂越人既言本經自病，是從內而生，如形寒飲冷則傷肺，形寒是寒感於皮毛，此從外來也；飲冷，是冷入胸腹，亦從外來也。飲食等亦然。況五邪亦有飲食勞倦，

豈非自相矛盾乎？然其意謂正經虛，則不任寒冷之侵伐，侵伐則每易致病。正經虛，又傷於飲食者，爲內傷，

若傷飲食而致病者，則外感也。

《素問》言腎惡燥者，言其水藏而惡燥氣之耗竭也。此云水濕傷腎者，濕傷於下，故濕先歸腎，腎屬水藏，

同氣相求也。是古聖先賢之義，雖有異同，而辨內傷外感之理則一。讀書貴乎融貫，不可執泥，先儒所謂以意逆志，

是謂得之，信夫。

假令心病，何以知中風得之？然：其色當赤。何以言之？肝主色，自入爲青，入心爲赤，入脾爲黃，入肺爲白，

入腎爲黑。肝爲心邪，故知當赤色也。其病身熱，脅下滿痛，其脈浮大而弦。

假令心病者，舉心藏爲例也。此言心病，肝邪入而得中風之病，蓋風氣通於肝也。肝開竅於目，故主色，

風邪自入肝經，則色青，肝在色爲蒼也。入心則色赤，心在色爲赤也。入脾則色黃，脾在色爲黃也。入肺則色白，

肺在色爲白也。入腎則色黑，腎在色爲黑也。故肝之風邪入心，其色當赤也。其病身熱者，外感之邪，先傷營衛，

故身熱，而又心屬火，熱爲火邪之象也。

脅下滿痛者，脅下，肝之位也。其脈浮大而弦者，浮大心脈本象，肝邪犯之，故現弦脈也。

何以知傷暑得之？然：當惡臭。何以言之？心主臭，自入爲焦臭，入脾爲香臭，入肝爲臊臭，入腎爲腐臭，

入肺爲腥臭。故知心病傷暑得之。當惡臭，其病身熱而煩，心痛，其脈浮大而散。

假令心病而傷暑，暑之傷人，心先得之，蓋心主暑也。此正經自病，不涉他經，然心屬火，暑熱之邪傷之，

火邪化物，五臭出焉。暑邪自入本經，其焦臭，火之氣也。入肝其臭臊，木之氣也。

入腎其臭腐，水之氣也。入肺其臭腥，金之氣也。故心受暑邪，發惡臭也。其病身熱而煩者，火鬱則督亂也。

心痛者，邪在心則痛也。其脈浮大而散者，浮大心之本脈，散則浮大而空虛無神，心之病脈也。本藏自病，心

主臭，故專以臭推也。

何以知飲食勞倦得之？然：當喜苦味也。虛為不欲食，實為欲食。何以言之？脾主味，入肝為酸，入心為苦，

入肺為辛，入腎為鹹，自入為甘。故知脾邪入心，為喜苦味也。其病身熱而體重嗜臥，四肢不收，其脈浮大而緩。

假令心病而傷飲食勞倦者，心主熱，脾主勞倦，今心病以飲食勞倦得之，故知脾邪入心也。喜苦味者，脾主味，

心屬火，火味苦，從其性也。虛則脾氣不能化穀，實則能化穀，故有能食不能之分也。若肝受飲食勞倦之病，

其味酸；心受病，其味苦；肺受病，其味辛；腎受病，其味鹹；脾自受病，其味甘。其病身熱者，心也。體重，

脾也。其脈浮大者，心之本脈也；緩，脾之脈象也。此節飲食勞倦，獨有虛實之分者，蓋即明正經虛，又傷於

飲食而為病，較傷飲食而致病者有間也。

何以知傷寒得之？然：當譫言妄語。何以言之？肺主聲，入肝為呼，入心為言，入脾為歌，入腎為呻，

自入為哭。故知肺邪入心，為譫言妄語也。其病身熱，灑灑惡寒，甚則喘欬，其脈浮大而澀。

假令心病而傷寒者，乃肺邪入心也。肺主聲，故譫言妄語也。若寒邪入肝則呼，肝在聲為呼也。入心則

多言，言為心聲，又在聲為笑也。入脾則歌，脾在聲為歌也。入腎則呻，腎在聲為呻也。自入肺之本藏則哭，

難經·難經正義

肺在聲爲哭也。其病身熱惡寒者，心，火藏，故身熱；肺本寒藏，故惡寒也。甚則喘欬者，肺主欬，肺氣上逆，則喘欬也。其脈浮大，心脈也；濇，肺之脈象也。

何以知中濕得之？然：當喜汗出不可止。何以言之？腎主濕，入肝爲泣，入心爲汗，入脾爲涎，入肺爲涕，自入爲唾。故知腎邪入心，爲汗出不可止也。其病身熱而小腹痛，足脛寒而逆，其脈沉濡而大。此爲五邪之法也。

假令心病而中濕者，心主暑，腎主濕，今心病以傷濕得之，故知腎邪入心也。腎化五液，腎爲心邪，故汗出不可止也。濕邪入肝爲泣，肝主泣也。入心爲汗，心主汗也。入脾爲涎，脾主涎也。入肺爲涕，肺主涕也。

自入爲唾，腎主唾也。其病身熱者，心也。小腹痛者，腎之位也。足脛寒而逆者，足脛腎經所過之病，故畏寒而逆冷，濕性亦近寒也。其脈沉濡而大者，沉，腎脈之象；濡，濕氣之候，大則心脈之象也。心脈浮大，獨不言浮者，沉則不能浮也。夫法者，舉一爲例之法也。五邪者，五藏得五行之邪也。欲知五邪之證，必審肝病見於色，心病見於臭，脾病見於味，肺病見於聲，腎病見於液。其脈以本藏之脈爲主，而兼受邪之脈也。此以心一經爲主病，而以各證驗其所從來，其義與十難診脈法同。明乎此，不特五藏互受五邪，鑿然可曉。

即百病見證，莫不皆可類測，而爲診脈辨證之法程也。

五十難曰：病有虛邪，有實邪，有賊邪，有微邪，有正邪，何以別之？然：從後來者爲虛邪，從前來者爲實邪，從所不勝來者爲賊邪，從所勝來者爲微邪，自病者爲正邪。

難經·難經正義

此承上文五藏五邪之病，而辨其生剋之義也。病有虛者，如心藏屬火，其病邪從肝木傳來，木生火，則

木位居火之後，是生我者，邪挾生氣而來，雖進而易退，故曰從後來者虛邪也。病有實邪者，如心屬火，其病

邪從脾土傳來，火生土，則土位居火之前，是受我之氣者，其力方旺，還而相剋，其勢必盛，故從前來者實邪也。

病有賊邪者，如心屬火，其病邪從腎水傳來，水剋火，心受剋而不能勝，藏氣本己相製，而邪氣挾其力而來，

殘削必甚，故曰從所不勝來者，賊邪也。病有微邪者，如心屬火，其邪從肺金傳來，火剋金，金受剋而火能勝，

藏氣既受製於我，則邪氣亦不能深入，故曰從所勝來者，微邪也。正邪者，如心藏止有自感之邪，而無他藏干

剋之邪者是也。

何以言之？假令心病，中風得之爲虛邪，傷暑得之爲正邪，飲食勞倦得之爲實邪，傷寒得之爲微邪，中

濕得之爲賊邪。

舉心爲例，以發明上文之義也。中風，肝木之邪也。得之，言因中風而心得病也。肝邪乘心，是從後來者，

故曰虛邪。傷暑得之，爲心藏自病，故曰正邪。飲食勞倦得之，脾邪乘心，是前來者，故曰實邪。傷寒得之，

肺乘心，從所勝來者，故曰微邪。中濕得之，腎邪乘心，從所不勝來者，故曰賊邪。餘藏可類推，此病傳五藏

之生剋也。

五十一難曰：病有欲得溫者，有欲得寒者，有欲得見人者，有不欲得見人者，而各不同，病在何藏府也？然：

難經·難經正義

病欲得寒，而欲得見人者，病在府也；病欲得溫，而不欲見人者，病在藏也。何以言之？府者陽也，陽病欲得寒，又欲見人；藏者陰也，陰病欲得溫，又欲閉戶獨處，惡聞人聲。故以別知藏府之病也。

《素問·金匱真言論》曰：府者，陽也。藏者，陰也。府爲陽，陽病則熱勝，故飲食衣服居處，皆欲就寒而遠熱也。陽主動而散，以應乎外，故欲得見人也。藏爲陰，陰病則寒勝，故飲食衣服居處，皆欲就溫而遠寒也。陰主靜而藏，以應乎內，故閉戶獨處，惡聞人聲也。此統論藏府陰陽大義，故與陽明脈解論陽明病惡人與火，指一經熱甚而煩悗者，有間也。

五十二難曰：府藏發病，根本等不？然：不等也。其不等奈何？然：藏病者，止而不移，其病不離其處；府病者，仿佛賁響，上下行流，居處無常。故以此知藏府根本不同也。

藏爲陰，陰主靜，故止而不移也。府爲陽，陽主動，故上下流行也。仿佛，無形質也。賁響，動而有聲也。居無常處者，忽上忽下，即流行之謂也。藏病府病，其根本不同者如此。

五十三難曰：經言七傳者死，間藏者生，何謂也？然：七傳者，傳其所勝也。間藏者，傳其子也。何以言之？

假令心病傳肺，肺傳肝，肝傳脾，脾傳腎，腎傳心，一藏不再傷，故言七傳者死也。

七傳者，依序傳其所勝所剋之藏也。如心病傳肺，是火剋金也。肺又傳肝，是金剋木也。肝又傳脾，是

一三四

木剋土也。脾又傳腎，是土剋水也。腎復傳心，是水剋火也。心又欲傳肺，是七傳矣。一藏不能，再受邪傷，心藏不能復

傳至肺也。其一藏不再傷者，是指心之不任再傷於第七傳而死也。此即《素問·標本病傳論》諸病以次相傳者，

皆有死期，不可刺之義。

則死矣。呂廣以『七』當作『次』字之誤，與下間字方相合，其說亦通。蓋心病六傳，由腎至心，心藏不能復

間藏者，傳其生也。假令心病傳脾，脾傳肺，肺傳腎，腎傳肝，肝傳心，是子母相傳，竟而復始，如環之無端，

故曰生也。

間藏者，間一藏傳其所生也。如心欲傳肺，而脾者肺之母，心之子，中間間此一藏，不傳所剋也。假令

心病傳脾，是間肺所勝之藏，為火生土也。脾病傳肺，是間腎所勝之藏，為土生金也。肺病傳腎，是間肝所勝

之藏，為金生水也。腎病傳肝，是間心所勝之藏，為水生木也。肝病傳心，是間脾所勝之藏，為木生火也。心

病又復傳脾，則病自己，此子母相傳而生也。

五十四難曰：藏病難治，府病易治，何謂也？然：藏病所以難治者，傳其所勝也；府病所以易治者，傳其子也。

與七傳間藏同法也。

藏病所以難治者，傳其所勝也，若傳其所生，亦易治也。府病所以易治者，傳其所勝，

亦難治也。蓋其義以藏病深，府病淺，分其難易耳。然亦不可拘，故曰與七傳間藏同法也。

難經·難經正義

五十五難曰：病有積有聚，何以別之？然：積者，陰氣也；聚者，陽氣也。故陰沉而伏，陽浮而動。氣之所積名曰積，氣之所聚名曰聚。故積者五藏所生，聚者六府所成也。積者，陰氣也，其始發有常處，其痛不離其部，上下有所終始，左右有所窮處；聚者，陽氣也，其始發無根本，上下無所留止，其痛無常處，謂之聚。故以是別知積聚也。

積者，五藏所生，藏屬陰，陰邪漸積而成，故曰積。聚者，六府所生，府屬陽，陽邪漸聚而成，故曰聚。陽主動，故其部上下左右，其形大小長短，皆可循而按之也。聚者，陰主靜，故沉伏不離其處，乃藏陰氣結爲病，而或兼乎血，故浮，動而無定處，乃純乎氣凝滯而不散，故其部無定位，其體無定形。而上下左右，流行無常也，此陰陽積聚之所由分，與五十二難當是一章，或前後錯簡耳。

五十六難曰：五藏之積，各有名乎？以何月何日得之？然：肝之積，名曰肥氣，在左脇下如覆杯，有頭足。久不愈，令人發欬逆痎瘧，連歲不已。以季夏戊己日得之。何以言之？肺病傳於肝，肝當傳脾，脾季夏適王，王者不受邪，肝復欲還肺，肺不肯受，故留結爲積。故知肥氣以季夏戊己日得之。

積，畜也，言血氣不行，積畜爲病，亦由五邪相傳而成也。肥氣者，言其氣之肥盛也。左脇爲肝木左升之部，如覆杯者，本大末小，肝木之象也。頭足者，一本二末，木形歧出之義，亦甚言其有形也。欬逆者，足厥陰之

難
經
‧
難
經
正
義

別脈，貫膈上注於肺，肝氣上衝於肺，反乘所勝也。瘤瘧即疾瘧，間二日發者是也。五藏皆有瘧，在肝則爲風

瘧，又瘧多發於少陽，而厥陰於少陽爲表裏也。病邪入深，連年不已。然何以得之？乃肺病傳肝，傳其所勝也。邪因

肝當傳脾，脾土適旺於季夏，土旺力能拒而不受邪，當復反於肺，而肝木又不能勝肺金，故曰不肯受也。邪

無道可行，故留結於肝而成積矣。季夏戊己日得之者，季夏，未土月也。戊己，土日也，月日皆脾土極旺之時，

肝木不能剋製，即於是月是日，而得是積也。可見虛則受邪，旺則邪不得入，今人徒事攻積，大失經旨，非其

治矣。此章唯出五積之名狀，而不言諸聚者，蓋聚無常處，故無名狀可定也。

心之積，名曰伏梁，起臍上，大如臂，上至心下。久不愈，令人病煩心，以秋庚辛日得之。何以言之？

腎病傳心，心當傳肺，肺以秋適王，王者不受邪，心復欲還腎，腎不肯受，故留結爲積。故知伏梁以秋庚辛日

得之。

伏梁者，伏而不動，橫亘如梁木。然起臍上至心下者，臍上至心下，皆心之分部也。煩心者，火鬱則心

煩也。然何以得之？乃腎病傳心，傳其所勝也。心當傳肺，肺金當秋適旺，金旺力能拒而不受邪，應復反於腎，

而心火又不能勝腎水，故曰不肯受也。邪留結於心而成積，以秋庚辛日得之者，秋當申西金月，而庚辛金日也。

金旺之月日，心火不能剋製，即於是月是日而得是積也。

按《靈樞‧藏府病形篇》曰：心脈微緩爲伏梁，在心下，上下行，時唾血。經筋篇曰：手少陰之筋，

其病內急，心承伏梁，下爲肘網，其成伏梁吐血膿者，死不治。是《靈樞》兩章，皆心病有餘之積，雖未明

難經·難經正義

言病狀，其義則同。若《素問·腹中論》曰：病有少腹上下左右皆有根，病名伏梁，裹大膿血，居腸胃之外，

不可治，治之每切按之致死。此下則因陰，必下膿血，上則迫胃脘，生膈挾胃脘內癰，此久病也，難治。居臍

上為逆，居臍下為從。此病陽邪聚於血分，致氣失輸轉之機，非藏陰氣結之積也。以其在少腹四旁太衝部分，

陽毒之邪，聚而為膿為血，下行必薄陰中，便下膿血，上行迫胃脘膈膜間而生內癰，此論陽毒之伏梁也。又曰：

人有身體脾股胻皆腫，環臍而痛，病名伏梁，此風根也，其氣溢於大腸，而着於肓。肓之原在臍下，故環臍而

痛也，不可動，動之為水溺濇之病。此病風邪根聚於中，故環臍而痛。臍為人身之樞，樞病則不能干旋陰陽之氣，

故周身皆腫。設妄攻風氣，鼓動其水，水溢於上，則小便為之不利，此論風毒之伏梁也。是其名雖同，其證其

治則異，若伏梁不辨乎風根，其不見誚於雞峰難矣。

脾之積，名曰痞氣，在胃脘，覆大如盤，久不愈，令人四肢不收，發黃癉，飲食不為肌膚。以冬壬癸日得之。

何以言之？肝病傳脾，脾當傳腎，腎以冬適王，王者不受邪，脾復欲還肝，肝不肯受，故留結為積。故知痞氣

以冬壬癸日得之。

痞者，否也，天地不交而為否，言痞結而成積也。脾位中央，土之象也，故積在胃脘，覆大如盤。脾主四肢，

邪氣壅聚，正氣不運，故四肢不收。脾有濕滯，則色徵於外，故皮膚爪目皆黃而成癉，但黃癉之因甚繁，然皆

不離乎脾與濕也。脾主肌肉，今脾有積，不能布津液，則所入飲食，而不為肌膚也。然何以得之？乃肝病傳脾，

不離乎脾與濕也。脾主肌肉，今脾有積，不能布津液，則所入飲食，而不為肌膚也。然何以得之？乃肝病傳脾，

傳其所勝也。脾當傳腎，腎水當冬適旺，水旺力能拒不受邪，欲復反於肝，而脾土又不能勝肝木，故曰不肯受也。

邪留結於脾而成積。

以冬壬癸日得之者，冬當亥子水月，而壬癸水日也，水旺之月日，脾土不能剋製，即於是月是日而得是積也。

肺之積，名曰息賁，在右脅下，覆大如杯。久不已，令人灑淅寒熱，喘欬，發肺壅。以春甲乙日得之。

何以言之？心病傳肺，肺當傳肝，肝以春適王，王者不受邪，肺復欲還心，心不肯受，故留結為積。故知息賁

以春甲乙日得之。

賁，古通奔。息賁者，言氣息賁迫也。右脅下為肺金右降之分部，灑淅寒熱者，肺主皮毛也。壅，癰，古通。

肺病則喘欬，甚則發為肺癰。《素問·大奇論》曰：肺之壅，喘而兩胠滿者是也。然何以得之？乃心病傳肺，

傳其所勝也。肺當傳肝，肝木當春適旺，木旺力能拒而不受邪，復欲反於心，肺金又不能勝心火，故曰不肯受也。

邪留結於肺而成積，以春甲乙日得之者，春當寅卯木月，而甲乙木日也，肺金不能剋製，即於是

月是日而得是積也。

按《靈樞·經筋篇》曰：手心主之筋，其病當所過者支轉筋，前及胸痛息賁。此言手心主之筋，循脅腹，

散胸中，下結於胃脘之賁門間，其病當筋之所過接處為轉筋，而前及胸痛，散於胸中，結於賁門，故曰息賁。

又曰：太陰之筋，其病當所過者支轉筋，痛甚則成息賁，脅急吐血。此言手太陰之筋，散貫於賁門間，其病當

筋之所過者為支度轉筋，而痛甚則成息賁，脅急吐血。蓋十二經筋合陰陽六氣，氣逆則為喘急息奔，血隨氣奔，

則為吐血也。《素問·陰陽別論》曰：二陽之病發心脾，有不得隱曲，女子不月，其傳為風消，其傳為息賁者，

難經·難經正義

死不治。此二陽者，足陽明胃，手陽明大腸也。病發於心脾者，其始必有得於隱曲之事，於是思則氣結，鬱而

為火，致損心營，心營既損，脾少生扶，則健運失職，胃陰益虧。夫人身之精血，全賴後天穀氣榮

養，今穀津日竭，鬱火內焚，是以男子少精，女子不月，血液日見干枯，而大腸之傳道亦病，胃燥生火，火盛

風生，則消爍肌肉，水精耗盡，金失其源，腎氣不納，逆傳於肺，致有喘息奔迫不治之證。此三者，似是而實非，

不容不辨。奇病論帝曰：病脅滿氣逆，二三歲不已，是為何病？岐伯曰：病名息積，此不妨於食，不可灸刺，

積為導引服藥，藥不能獨治也，此與本篇差同。藥難獨治，必兼導引之功，又不可不知也。

腎之積，名曰賁豚，發於少腹，上至心下，若豚狀，或上或下無時，久不已令人喘逆，骨痿少氣。以夏

丙丁日得之。何以言之？脾病傳腎，腎當傳心，心以夏適旺，旺者不受邪，腎復欲還脾，脾不肯受，故留結為積。

故知賁豚以夏丙丁日得之。此是五積之要法也。

賁豚者，其狀如豚之奔突，以豚性躁動故也。發於少腹，上至心下者，少腹，腎之分部，由少腹上衝至

心下而止，上下無定時也。喘逆者，足少陰之支脈，從肺出絡心，注胸中，腎氣上衝故也。腎主骨，故骨痿。

腎不能納氣，故少氣也。然何以得之？乃脾病傳腎，傳其所勝也。

腎當傳心，心火當夏適旺，火旺力能拒而不受邪，當復反於脾，而腎水又不能勝脾土，故曰不肯受也。

邪留結於腎而成積，以夏丙丁日得之者，夏當巳午火月。而丙丁火日也，火旺之月日，腎水不能剋製，即於是

月是日而得是積也。

按《傷寒論·太陽篇》曰：發汗後，臍下悸者，欲作奔豚。此因發汗虛其心液，臍下悸者，欲動而上奔也，故用茯苓桂枝甘草大棗湯，以保心而製水也。又曰：發汗後，燒鍼令其汗，鍼處被寒，核起而赤者，必發奔豚，氣從少腹上至心。此言發汗既傷其血液，復用燒鍼令其汗，是又傷其血脈矣。血脈受傷，則心氣虛，加以寒凌心火，故核起而赤，心虛氣浮，則腎氣乘而上奔，故灸核上各一壯，以通泄其經氣，更與桂枝加桂湯，散寒邪以補心氣也。此兩節論外感誤治之證，與積久而成者有間。《金匱要略》師曰：病有奔豚，有吐膿，有驚怖，有火邪，此四部病，皆從驚發得之，此言肝膽因驚駭為病，木者，水之子也，子病發驚，母亦隨而上奔也。餘三病亦因驚發而得，非奔豚，不為詳解。又師曰：奔豚病從少腹上衝咽喉，發作欲死，復還止，皆從驚恐得之。此因驚則傷心，恐則傷腎，心腎水火之氣虛，而不能互相交感，則腎之虛邪，反乘心之虛而上奔矣。故總其治曰：奔豚氣上衝胸腹痛，往來寒熱，奔豚湯主之。觀《金匱》兩條，與本經之義相近，然同因驚得，而有肝膽心腎之異。況外感積聚之不同，是受病之因，傳變之理，不可不察，豈獨奔豚一證為然？

五十七難曰：泄凡有幾，皆有名否？然：泄凡有五，其名不同。有胃泄，有脾泄，有大腸泄，有小腸泄。

有大瘕泄，名曰後重。

泄，利也。其證有五，故有五泄之名。後重者，專指大瘕泄而言。蓋腎邪下結，氣墜不升故也。此五泄之目，下文詳之。

胃泄者，飲食不化，色黃。

胃泄者，甲木之剋戊土也。胃主納穀，風木之邪乘之，胃府鬱迫，水穀不化，必脈弦腸鳴。黃者，胃土之色。經曰：春傷於風，夏生飧泄者是也。

脾泄者，腹脹滿泄注，食即嘔吐逆。

脾泄者，脾土濕寒，不能蒸水化氣，故水穀並下，脹滿泄注也。食即嘔吐者，脾弱下陷，則胃逆也，必所下多水，脈緩，腹不痛。經曰：濕甚則濡泄者是也。

大腸泄者，食已窘迫，大便色白，腸鳴切痛。

大腸泄者，腸虛氣不能攝，故胃方實，即迫注於下，窘迫不及少待也。色白者，大腸屬庚金，白，金之色也。腸鳴切痛者，氣不和則攻衝，故鳴而痛也。經曰：清氣在下，則生飧泄者是也。

小腸泄者，溲而便膿血，少腹痛。

小腸泄者，小腸屬丙火，不化寒水。鬱於濕土之中，內熱淫蒸，膿血腐化。又小腸與心爲表裏，心主血，小腸之氣鬱衝，下達膀胱，膀胱近少腹，故少腹痛也。此即血痢之類耳。

大瘕泄者，裏急後重，數至圊而不能便，莖中痛。

大瘕泄者，邪氣結於下，成瘕癖而不散也。裏急後重者，腸氣急迫，肛門重墜也。數至圊而不能便者，蓋氣不相攝，而便膿血，小便亦不禁也。小腸之氣鬱衝，下達膀胱，膀胱近少腹，故少腹痛也。此即血痢之類耳。

此五泄之要法也。

皆癥結不散，故欲便而不爽也。莖中痛者，乃濕鬱爲熱，大便氣不能達，則移於小便也。此即古之滯下，今名

痢疾者是也。

五十八難曰：傷寒有幾，其脈有變否？然：傷寒有五，有中風，有傷寒，有濕溫，有熱病，有溫病，其所苦各不同。

《素問》於風論、熱論言之甚詳，豈得獨遺寒論一門，而熱論首言今夫熱病者，皆傷寒之類也。既云類傷寒，則有傷寒專論可知，惜乎第七一卷，亡於兵火，亦以見古醫經以傷寒爲外感之統名。越人恐後世寒溫莫辨，故作傷寒有五之論，以分別其脈證，滑氏以變當作辨是矣。

中風之脈，陽浮而滑，陰濡而弱。

中風者，風寒直傷肌腠也。風無定體，偏寒即從寒化，風寒之邪，直入肌肉而傷其營，營血傷則血脈弱，而其脈動必緩。陽寸浮者，乃衛陽外越也。陰尺弱者，乃營血受傷也。然必見熱自發，汗自出，惡寒惡風，鼻鳴干嘔等證，方是風寒中肌腠之的證的脈也。謂風傷衛，寒傷營者非也。其實寒傷衛，風傷營耳。或問許學士發微論言，風傷衛，寒傷營，成無己以降俱宗之，而子獨謂寒傷衛、風傷營者何耶？曰：寒者，太陽之本氣也。太陽之陽。發於至陰，而充於皮毛，是皮毛一層，衛所居也，衛陽虛，招外寒。致皮毛閉塞而無汗，故曰寒傷衛也。風在六府，屬厥陰肝木。厥陰主營血，血虛則招外風。夫營血雖與衛氣偕行，而究之皮毛一層，爲衛所司，肌肉一層，爲營所宅，風入肌肉中，而營不守衛，是以衛氣泄而自汗出，故曰風傷營也。況仲景無汗用麻黃，

難經·難經正義

明是治衛氣之藥，有汗用桂枝，明是和營血之藥，安得淆混哉？或問麻黃治寒傷衛，桂枝治風傷營，已明其義，何以仲景辨脈篇曰：寸口脈浮而緊，浮則爲風，緊則爲寒，風則傷衛，寒則傷營，營衛俱病，骨節煩疼，當發其汗也，此非風傷衛，寒傷營之明證耶。曰：此章本《內經》寒傷形，熱傷氣，陽邪傷陽，陰邪傷陰，統該陰陽二氣而言，非謂桂枝主風傷衛，麻黃主寒傷營也。讀書貴乎融貫，不可執泥。此所謂風傷營者，言風寒之邪，直中營中，逼其衛氣外泄，風寒則傷營也。若風溫之邪，首先犯衛，衛主氣，蓋熱則傷氣矣。所謂寒傷衛者，非不傷營，蓋寒閉衛外之氣則無汗，然亦由斂其營血而然，此《內經》熱傷氣，寒傷形之旨也。設寒熱莫辨，執風爲陽邪而傷衛一語，以溫裏和營之桂枝湯治風溫，則謬之甚矣。可不慎哉。

按此論中風爲風寒入肌腠，外感也。若《金匱》所論中風，有中府、中藏、中血脈之分，與此不同，不可誤也。中府之脈多浮，五色必顯於面，惡風惡寒，拘急不仁，或中身之前，或中身之後，或中身之側，其病在表，多著四肢，雖見半身不遂，手足不隨，痰涎壅盛，氣喘如雷，然目猶能視，口猶能言，且外有六經形證也。中藏其病在裏，多滯九竅，故唇緩二便閉者，脾中也；不能言者，心中也；耳聾者，腎中也；鼻塞者，肺中也；目瞀者，肝中也。中血脈者，病在半表半裏，外無六經之證，內無二便之閉，但見口眼喎斜，半身作痛而已。至若體從不收，耳聾無聞，目瞀不見，口開眼合，撒手遺尿，失音鼾睡，乃本實先撥，陰陽樞紐不交，爲難治之脫證矣。此名同而證異者，不可不辨也。

濕溫之脈，陽濡而弱，陰小而急。

濕溫者，暑與濕交合之溫病也，其因有三。先受暑，後受濕，熱爲濕遏者，則其脈陽濡而弱，陰小而急。

濡弱見於陽部，濕氣搏暑也；小急見於陰部，暑氣蒸濕也，此本經所謂之濕溫也。若其人常傷於濕，因而中暍，

濕熱相搏，則發爲濕溫，證見兩脛冷，腹滿又胸，頭目痛苦妄言，治在足太陰，不可發汗，此叔和《脈經》所

謂之濕溫也。有觸時令鬱蒸之氣者，春分後，秋分前，少陰君火，少陽相火，太陰濕土，三氣合行其事，是天

本熱也；而益以日之暑，日本烈也；而載以地之濕，三氣交動，時分時合。其分也，風動於中，勝濕解蒸，不

覺其苦。其合也，天之熱氣下降，地之濕氣上騰，人在氣交中，受其炎蒸，無隙可避，口鼻受邪，着於脾胃，

脈濡弱，舌苔白，或絳底，嘔逆口干而不能湯飲，胸次軟而滿悶，身潮熱，汗出稍涼，少頃又熱，此喻西昌所

謂三氣合而爲病之濕溫也。然其因雖有不同，而其病多屬足陽明足太陽，蓋濕土之邪，同氣相感也。病在二經

之表，多兼手少陽三焦，病在二經之裏，多兼手厥陰包絡，以少陽厥陰，同司相火故也。識此，庶幾知所從治矣。

傷寒之脈，陰俱盛而緊澀。

傷寒者，寒傷太陽之膚表也。華元化曰：傷寒一日在皮，二日在膚，三日在肌，四日在胸，五日在腹，

六日入胃。是風寒初感之邪，由皮膚毛竅而入，抑遏營氣，束於經脈，故脈陰陽俱浮盛，緊澀而無汗也。然必

見頭項強痛，發熱身疼，腰痛骨節疼痛，惡風惡寒而喘諸形證，方是寒傷膚表之的證之脈也。夫太陽膀胱中所

化之氣，由氣海循衝任，過膈入肺，出之於鼻，爲呼出氣。膀胱所化之氣，又有內從三焦脂膜，出諸氣街，循

肌肉，達於皮毛，爲衛外之氣。人知口鼻出氣，而不知周身毛竅，亦無不出氣。鼻氣一出，則周身毛竅之氣皆張；

鼻氣一入，則周身毛竅皆斂。若毛竅之氣不得外出，壅塞於肺，上出口鼻而爲喘，故寒傷膚表；皮毛之衛氣不得外出，則返於內而上壅爲喘。皮毛之內是肌肉，寒邪內犯肌肉，故周身疼痛。邪犯太陽之經脈，故頭項腰痛。人身皮內之肌，俗名肥肉，肥肉內夾縫中有紋理，名曰腠理；又內爲瘦肉，瘦肉兩頭即生筋，筋與瘦肉爲一體，皆附骨之物也，故邪犯瘦肉，則入筋而骨節疼痛。《內經》曰：諸筋皆屬於節者，是也。但發其表，則寒邪由內及外，從毛竅而汗解矣，故仲景以麻黃湯治之。

熱病之脈，陰陽俱浮，浮之滑，沉之散濇。

熱病者，溫熱病概伏氣外感而言也。脈陰陽俱浮者，《金匱要略》云：浮脈則熱，陽氣盛故也。浮之而滑，沉之散濇者，滑則陽盛於外，濇則陰衰於內也。夫溫者熱之漸，熱者溫之甚，其實一而已矣，然內外微甚間，不可不辨也。伏氣溫病者，乃冬日之陽熱，被嚴寒殺厲之氣所折伏，藏於肌骨之間，至春感春陽之氣而觸發，其表，則寒邪由內及外，從毛竅而汗解矣

熱邪內發，陰液已傷，即仲景《傷寒論》所謂發熱而渴，不惡寒之溫病是也。外感風溫者，或冬暖不藏，或春氣先傷，誤以辛溫表散，致成灼熱，身重多眠，鼻鼾自汗，直視失溲瘈瘲諸逆證者，即《傷寒論》所謂誤汗日氣溫，其風偏熱，即從熱化，其證脈浮惡風，發熱欬嗽者是也。若內有伏氣，外爲風熱逗引，兩陽相合，衛被下被火，一逆尚引日，再逆促命期之風溫，是外感而兼伏氣者也。王安道曰：溫熱病之脈，多在肌肉之分，而不甚浮，且右手反盛於左手者，良由怫熱在內也。或左手盛或浮者，必有重感之風寒，否則非溫病熱病，是暴感風寒之病耳。此溫熱病脈，一定不移之論也。何以言之？《素問·陰陽應象大論》曰：左右者，陰陽之道

一四六

路也。水火者，陰陽之徵兆也。血，陰也，水亦陰也；氣，陽也，火亦陽也。以脈體言，左屬血，右屬氣，陽也。此即血氣之左右，水火之徵兆也。風熱屬陽邪，先傷無形之氣，風寒乃陰邪，首犯有形之血，亦即《內經》寒傷形、熱傷氣之旨也。識此，當知風熱傷衛，風寒傷營，可不致執許學士風傷衛一語，而以桂枝治溫熱，遺人天札矣。

按 伏氣之理，未有闡發其義者，請試明之。《素問·陰陽應象大論》曰：重陰必陽，重陽必陰。故曰：冬傷於寒，春必病溫；春傷於風，夏生飧泄，夏傷於暑，秋必痎瘧；秋傷於濕，冬生欬嗽。此章經文，尤重在重陰必陽，重陽必陰兩句。亦以見天地陰陽之邪，隨人身之氣化感召，而非寒能變熱，熱可變寒也。其冬傷於寒，春必病溫者，冬至一陽漸生，人身之陽氣內盛，殺屬之氣，時中於人，入於膚腠，其內伏之陽熱，被寒毒所折，深淩於骨髓之間，至春陽氣盛長。伏邪淺者，亦可隨春陽之氣漸散。伏邪深者，或遇風寒所過，或因嗜欲所傷，內伏鬱結之陽氣，為外邪觸發，伏氣既得發泄，遇天氣之陽熱，兩熱相乾，發為溫病。溫之甚者，即為熱病，此重陰必陽也。夏傷於暑，秋必痎瘧者，夏至一陰漸生，人身之陰氣內盛，暑乃陽邪，陽氣外燦，則裏氣虛寒，加以貪涼飲冷，損其真陽，至秋陰氣盛長之時，內伏陰邪欲出，外襲陽暑欲入，陰陽相持，故發為往來寒熱之痎瘧，此重陽必陰也。春傷於風，夏生飧泄，秋傷於濕，冬生欬嗽者，乃陰陽上下之相乘也。夫喉主天氣，咽主地氣。陽受風氣，陰受濕氣。傷於風者，上先受之；傷於濕者，下先受之。陽病者，上行極而下，是以春傷於風者，夏生飧泄，風為陽邪，泄乃陰病，此重陽必陰也。陰病者，下行極而上，是以秋傷於濕，上

難經·難經正義

逆而欬，濕乃陰邪，欬爲陽病，此重陰必陽也。然邪之所湊，其氣必虛，人身之神氣血脈，皆生於精，能藏其精，

則血氣內固。外邪何由內侵？金匱真言論曰：精者，身之本也，故藏於精者，春不病溫。攝生者可不慎諸。

溫病者，行在諸經，不知何經之動也，各隨其經所在而取之。

溫者，瘟，疫病也，古無瘟字，溫與瘟通故也。疫者，役也，猶徭役之謂。多見於兵燹之餘，或水旱

偏災之後，大則一城，小則一鎮一村，遍相傳染者是也。乃天地沴厲之氣，不可以常理測，不可以常法治也。

故《素問》遺篇有五疫之刺，龐安常有青筋索，赤脈攢，黃肉隨，白氣狸，黑骨溫，五色之治。疫之爲病，偏

溫偏熱者多，偏寒者少，然間亦有之。如《巢源》所載，從春分以後，秋分節前，天有暴寒，皆爲時行寒疫也。

寒疫初病，寒熱無汗，面赤頭痛項強，蓋得之毛竅開，而寒氣閉之也，與傷寒異處，惟傳染耳。其證多見於金

水之年，是金水不能斂藏，人物應之而爲寒疫也。若東坡治疫之聖散子，又寒而兼乎濕者也。近世吳又可之論

疫，乃溫熱夾濕者，故其氣臭如屍，色蒸晦垢，舌本深絳，苔如積粉，神情昏擾而驚悸，脈右盛而至數模糊，

皆濕熱相搏之徵，故宜達原飲以達募原之伏邪也。至余師愚之清瘟敗毒散，重用石膏，又專治暑熱之成疫者也。

越人早鑑於此，故曰：溫病之脈，行在諸經，不知何經之動也。各隨其經之所在而取之，其旨深矣。若黃坤載

以《素問·熱病論》之一日太陽，二日陽明，三日少陽，四日太陰，五日少陰，六日厥陰。經隨日傳，六日而盡，

須逐日診之，難以預定爲解。不知傳經者，乃正氣以次相傳，七日來復，周而復始，一定不移，非病氣之傳也。

病氣之傳，本太陽病不解，或入於陽，或入於陰。不拘時日，無分次第。如傳於陽明，則見陽明證；傳於少陽，

則見少陽證；傳三陰，則見三陰證。故《傷寒論》曰：傷寒二三日，陽明少陽證不見者，爲不傳也。況病邪隨

經氣之虛而傳陷，中風傷寒熱病皆然。何以越人於各證之下，皆有專脈，獨於溫病，而云不知何經之動？各隨

所在而取之，分明指天地沴厲之氣，不可以常理測治而言。何黃氏之不察妄議，謬之甚矣。

傷寒有汗出而愈，下之而死者；有汗出而死，下之而愈者。何也？然：陽虛陰盛，汗出而愈，下之即死；

陽盛陰虛，汗出而死，下之而愈。

傷寒，爲此五病之通稱。但傷寒有汗出而愈，下之則死者；有下之而愈，汗出則死者，其故何歟？蓋寒

邪外襲爲陰盛，可汗而不可下；熱即內熾爲陽盛，可下而不可汗。王叔和傷寒序例曰：桂枝下咽，陽盛則斃，

承氣入胃，陰盛以亡，即此義也。

寒熱之病，候之如何也？然：皮寒熱者，皮不可近席，毛髮焦，鼻槁，不得汗；肌寒熱者，皮膚痛，脣舌槁，

無汗；骨寒熱者，病無所安，汗注不休，齒本槁痛。

寒熱病候之如何者，言忽寒忽熱之病，當候病之所在也。皮寒熱者，言寒熱在皮，邪之中人最淺者。肺主皮毛，

開竅於鼻，故邪在皮毛，則皮不能着物，毛髮焦干，而鼻枯槁不澤也。不得汗，營衛不和也。肌寒熱者，皮內

即肌肉，肌肉之邪，由皮膚而入，故皮膚痛也。脾主肌肉，開竅於口，故肌有邪，則脣舌皆受病也。骨寒熱者，

肌肉之內骨也，骨受邪，其病最深，故一身之中，無所得安也。腎主骨，又主液，齒爲骨之餘，故骨病則腎液

泄而爲汗，齒枯槁而痛也。

難經·難經正義

按　此節乃《靈樞·寒熱病篇》文，而與以上五種傷寒有間，然皆經氣之爲病，宜取三陽少陰之絡以去邪，雖與傷寒各異，而皮膚肌肉骨髓之層次經氣則一是。越人列此一節於五種傷寒之後者，正示人以內傷雜病，與外感之形證不同，不可誤治耳。

五十九難曰：狂癲之病，何以別之？然：狂疾之始發，少臥而不飢，自高賢也，自辨智也，自貴倨也，妄笑，好歌樂，妄行不休是也；癲疾始發，意不樂，直視僵仆，其脈三部陰陽俱盛是也。

狂病屬陽，妄發之時，陽氣盛不入於陰，故少臥。陽氣並於上，故其狀皆有餘，即前二十難所謂重陽者狂是也。癲病屬陰，始發之時，意不樂，癲之意也。直視僵仆，癲之態也。病發於陰，陰性靜，故其狀皆不足，即二十難所謂重陰者癲是也。脈三部陰陽俱盛者，是總上二者而言。謂發於陽爲狂，則三部陽脈俱盛，發於陰爲癲，則三部陰脈俱盛也。

按　《素問·病能論》帝曰：有病怒狂者，此病安生？岐伯曰：生於陽也。帝曰：陽何以使人狂？岐伯曰：陽氣者，因暴折而難決，故善怒也，病名曰陽厥。帝曰：何以知之？岐伯曰：陽明者常動，巨陽少陽不動，不動而動大疾，此其候也。帝曰：治之奈何？岐伯曰：奪其食即已，使之服以生鐵洛爲飲。夫生鐵洛者，下氣疾也。

此總論狂病屬於陽氣盛，陽氣宜於升達，若折抑之則病，其來太陽少陽之脈，動之不甚者而動且大疾，則陽明

之脈常動者，其動盛，可知爲狂病將發之候。先當奪其食，使胃火弱而氣衰，庶幾陽動息而病可愈，甚則服以

鐵洛飲，下氣開結，而平木火之邪也。《靈樞·癲狂篇》曰：狂始生，先自悲也，喜忘苦怒善恐者，得之憂飢。

此言陰虛則陽盛，以致病狂也。又狂始發，少臥不飢，自高賢也，自辨智也，自尊貴也，善罵詈，日夜不休者，

此心氣之實狂也。又狂，言驚善笑，好歌樂，妄行不休者，得之大恐，此言腎病上傳於心，而爲心氣之實狂也。又狂者，

以大恐則傷腎也。又狂，目妄見，耳妄聞，善呼者，少氣之所生也。此因腎氣少，而致心氣虛狂也。又狂，

多食，善見鬼神，善笑而不發於外者，得之有所大喜。此言喜傷心志而爲虛狂也。又狂而新發，未應如此者，

先取肝經之曲泉左右動脈，及甚者見血，有頃已，不已，灸骨骶二十壯。此分論狂病虛實，治未發先清泄木氣，

而不令及於心神也。《素問·通評虛實論》帝曰：癲疾何如？岐伯曰：脈搏大滑，久自已。脈小堅急，死不治。

曰：癲疾之脈，虛實何如？曰：虛則可治，實則死。此總論癲疾屬於陰氣盛，陰盛則陽虛，故其脈搏指而大滑，

實即堅急之意，故亦主死也。《靈樞·癲狂篇》曰：癲疾始生，先不樂，頭重痛，視舉目赤甚，作極已而煩心，

心肝之陽未衰，有來復之象，故久而自已。若小堅急，純陰無陽。則死不治。脈虛者，邪亦虛；脈實者，邪亦實，

候之於顏。此言厥氣上乘於天氣，及太陽君火也。夫癲乃陰陽之氣，先厥於下，後上逆於巔而爲病，當候之於

顏面氣色也。又癲疾始作，引口啼呼喘悸者，此言太陽主開，陽明主闔，乃厥氣上乘，致開闔不清而爲病也。

又癲疾始作，先反僵，因而脊痛者，此厥氣逆於寒水之太陽，及寒氣乘於地中也。又治癲疾者，常與之居，察

其所當取之處，病至視其有過者瀉之，置其血於瓠壺之中，至其發時，血獨動矣，不動，灸骶骨二十壯。此言

難經·難經正義

難經·難經正義

治癲疾，當分天地水火之氣而治之，太陽之火，曰也，隨天氣而日繞地一周，動而不息者也。地水者，靜而不

動者也，常與病居，察其病在手足何經，其法致其血於瓠壺中，發時氣相感則血動，是感天氣太陽之運動也，

當候之手太陽陽明太陰者是也。不動者，病陷於地水之中，當候之足太陽陽明太陰者是也，更宜灸骶骨二十壯，

若不圖之於早，病成則難治。故《下經》之骨癲疾，筋癲疾，脈癲疾，多云不治也。若夫癇證，《素問·奇病論》

帝曰：人生而有病癲疾者，病名曰何，安所得之？岐伯曰：病名為胎病，此得之在母腹中時，其母有所大驚，

氣上而不下，精氣並居，故令子發為癲疾也。此論生而病癲癇，為先天所受之病。孕婦受驚，精氣上而不下，

精與驚氣並居而為病，故曰胎病也。然亦有不從母腹中得之，若卒然聞驚而得者，蓋驚則神出舍空，痰涎乘間

而歸之也。但癇證與癲厥異者，仆時口作六畜聲，將醒時氣吐涎沫耳。更有血迷似癲者，婦人月水崩漏過多，血

氣迷心，或產後惡露上衝，而語言錯亂，神志不寧者，血虛神耗也。又有心風似癲者，精神恍惚，喜怒言語或

時錯亂，有癲之意，不如癲者之甚，皆痰氣為病，不可不辨也。

六十難曰：頭心之病，有厥痛，有真痛，何謂也？然：手三陽之脈，受風寒，伏留而不去者，則名厥頭痛。

厥，逆也，言氣逆而痛也。厥痛，厥頭痛，厥心痛也。真痛，真頭痛，真心痛也。手三陽之脈，為風寒

留滯而不行，則壅逆而衝於頭，故名厥頭痛也。足三陽之脈，風寒留滯，亦作頭痛，今不言者，省文也。

入連在腦者，名真頭痛。

真頭痛不在經，而入連於腦，故痛甚，腦盡痛，手足寒至節，死不治。蓋腦為髓海，其氣之所聚，卒不受邪，

受邪則死矣。

按《素問‧奇病論》帝曰：人有病頭痛，以數歲不已，此安得之，名為何病？岐伯曰：當有所犯大寒，

內至骨髓。髓者，以腦為主，腦逆，故令頭痛，齒亦痛，病名曰厥逆。此因寒邪入髓，則上入頭腦而為痛，

其邪入深，故數歲不已也。若《靈樞‧厥論篇》所載厥頭痛，面若腫起而煩心者，陽明之氣，上逆而為痛也。

又頭脈痛，心悲善泣者，厥陰之氣，上逆而為痛也。

又貞貞頭重而痛者，少陰之氣，上逆而為痛也。又項先痛，腰脊為應者，太陽之氣，上逆而為痛也。又頭痛甚，

耳前後脈湧有熱者，少陽之氣，上逆而為痛也。又真頭痛甚，腦盡痛，手足寒至節，死不治。此非六氣之厥，

乃客邪犯腦，故頭痛甚，腦盡痛。蓋頭為諸陽之首，腦為精水之海，手足寒至節，此真氣為邪所傷，故死不治也。

更有擊墮而為痛者，大痹而為痛者，寒氣傷營而為偏痛者，是經論頭痛者如此，不獨手三陽為病也。

其五藏氣相干，名厥心痛。

諸經絡皆屬於心，蓋心主百脈，其營血由心而通於十二經絡也。若一經有病，其脈逆行，逆則乘心，乘

心則心痛，故曰厥心痛。是五藏氣衝逆致痛，非心家自病也。

其痛甚，但在心，手足青者，即名真心痛。其真心痛者，旦發夕死，夕發旦死。

心為藏府之大主，精神之所舍，其藏堅固，邪不能客，客之則傷心，心傷則神去，神去則死矣。真心痛，

難經·難經正義

其痛甚，但在心而無別藏相干也。手足青者，寒邪犯君火之位，血色變也。旦發夕死，夕發旦死者，心不受邪也，真頭痛亦然。蓋腦爲人身之主宰，亦不受邪，故滑氏言其真心痛者，真字下欠一頭字是矣。

按《靈樞·厥論篇》曰：厥心痛與背相控，善瘈，如從後觸其心，傴僂者，腎心痛也。又腹脹胸滿，心尤痛甚者，胃心痛也。又痛如以錐鍼刺其心，心痛甚者，脾心痛也。又色蒼蒼如死狀，終日不得太息者，肝心痛也。又臥若徒居，心痛間動作痛益甚，色不變者，肺心痛也。

此別藏府相干之痛也。又真心痛，手足青至節，心痛甚，旦發夕死，夕發旦死，此傷其藏真，而爲真心痛也。

六十一難曰：經言望而知之謂之神，聞而知之謂之聖，問而知之謂之工，切脈而知之謂之巧，何謂也？望，謂望病人五藏之色，見於面者，各有分部，以應相生相剋之候也。聞，謂聞病人之聲音，以察病之所在也。問，謂問病人之所患，及其愛憎喜怒，以求病之原也。切，謂切病人之脈，而得病出何藏何府也。神，神化不測之謂。聖，至於至極之謂。工，專精之謂。巧，心智靈變之謂。此與《靈樞·邪氣藏府病形篇》微有不同，經言或別有所本也。

然：望而知之者，望見其五色以知其病。

望而知之者，望其資稟色澤間之神氣。《靈樞》所謂粗守形，上守神者是也。然人之神氣，在有意無意之間，流露最真。醫者清心凝神，一會即覺，不宜過泥，泥則私意一起，醫者與病者神氣相混，反覺疑似，難以捉摸，

此又以神會神之妙理也。神氣云何？有光有體是也。光者，外面明朗；體者，裏面潤澤。光無形，主陽主氣；

體有象，主陰主血。氣血無乖，陰陽不爭，自然光體俱備矣。《素問·五藏生成論》曰：五藏之氣，故色見青

如草茲者死，黃如枳實者死，黑如炲者死，赤如衃血者死，此五色之見死也。夫五色干枯，以

氣血俱亡，無光無體，神氣已去者也，故主死。又青如翠羽者生，赤如雞冠者生，黃如蟹腹者生，白如豕膏者生，

黑如烏羽者生，此五色之見生也。是以氣血未傷，有光有體，不能內含，而亦不外露者也，故雖病而主生。又，

生於心，如以縞裹朱；生於肺，如以縞裹紅；生於肝，如以縞裹紺；生於脾，如以縞裹括蔞實；生於腎，如以

縞裹紫，此五藏所生之榮也。夫平人五藏既和，其色稟胃氣而出於皮毛之間，胃氣色黃，皮毛色白，精氣內含，

寶光外發，既不浮露，又不混蒙，故曰如縞裹也。觀《內經》論色，分死、病、平三等，雖未明言神氣，而神

氣即寓其中。然五色內應五藏，此道其常，而病則有變，甚有五色不應五藏者，此又變中之變也。若能察神氣，

因其常而識其變，則於望色之道，得其要領矣。

聞而知之者，聞其五音，以別其病。

聞而知之者，聞其音聲，分別清濁，以察其病也。土者，音也，故音聲發於脾土，而響於肺金也。

在心主言，心開竅於舌。舌者，音聲之機也。肝主語，肝循喉嚨，入頏顙。

喉嚨者，氣之所以上下者也。頏顙者，分氣之所泄也。肝心氣和，而後言語清亮也。然又從腎間動氣之所發，

故腎氣短促，上氣不能接下氣矣。是以發言歌詠，出於五藏神之五志，故有音聲。語言不清者，當責之心；肝，

難經·難經正義

能語言，而無音聲者，當責之脾；肺能言語，有音聲，而氣不接續者，當責之兩腎，此音聲之原委也。若經以

五音配五藏，肝音角，其聲呼；心音徵，其聲笑；脾音宮，其聲歌；肺音商，其聲哭；腎音羽，其聲呻。若明

其原委，辨其清濁，分其陰陽，審其虛實，以察病情，於聞聲一法，庶乎近矣。

問而知之者，問其所欲五味，以知其病所起所在也。

問而知之者，問察其原委也。夫工於問者，非徒問其證，殆欲即其證以求其病因耳。脫營失精，可於貴

賤貧富間問之，更當次第問其人。平昔有無宿疾，有無恚怒憂思，食喜淡喜濃喜燥喜潤，嗜茶嗜酒。再問其病

初起何因，前見何證，後變何證。惡寒惡熱，孰重孰輕。有汗無汗，汗多汗少，汗起何處，汗止何處。頭痛身痛，

痛在何時，痛在何處。口淡口苦，渴與不渴，思飲不思飲，飲多飲少，喜熱喜涼，思食不思食，能食不能食，

食多食少，化速化遲。胸心脇腹，有無脹痛。二便通濇，大便爲燥爲溏，小便爲清爲濁，色黃色淡。婦人則問

其有無胎產，月事先期後期，有無脹痛，可有帶下，是赤是白，或多或少。種種詳詰，就其見證，審其病因，

方得治病求本之旨也。

切脈而知之者，診其寸口，視其虛實，以知其病在何藏府也。

切而知之者，診其寸口，以知其病也，非《內經》遍診動脈之法也。或問《內經》遍診動脈，衹設浮沉緩急

大小滑濇之八脈，特於對待微甚懸絕，著其相去三等，而脈之情變已精，後世繁爲二十九脈。愈求精而脈愈晦者，

因獨取寸口之誤耶，曰：非也。張氏云：後世知識脈難，而不知古人審脈之更難也。所謂識脈者，浮，不沉也。

沉，不浮也。遲，不及也。數，太過也。虛，不實也。實，不虛也。滑，不濇也。濇，不滑也。長，不短也。

短，不長也。大，不小也。小，不大也。緩，不逮也。弱，不盛也。伏，不見也。軟，無力也。微，不顯也。

散，不聚也。洪，洪大也。細，微細也。代，更代也。牢，堅牢也。動者，滑大於關上也。弦者，狀如弓弦，

按之不移也。緊者，如轉索無常也。芤者，浮大而按之中空也。革者，中空而外堅也。結者，緩而有止也。促者，

數而有止。以對待之法識之，猶易分別於指下。所謂審脈者，體認所見之脈何因，所主之病何證，以心印之而

後得也。仲景平脈篇曰：浮爲在表，沉爲在裏，數爲在府，遲爲在藏。又曰：浮則爲風，浮則爲熱，浮爲氣實，

浮爲氣虛，浮則無血，浮則爲虛。是將爲外感乎，爲內傷乎，爲氣乎，爲血乎，爲實乎，爲虛乎，是必審其證

之表裏陰陽，寒熱虛實，病之久病新病，脈之有力無力，而斷之以意，然後參之以望聞問，必四診鹹備，庶幾

可保萬全。故曰：審脈之更難也，可不慎歟？

經言以外知之曰聖，以內知之曰神，此之謂也。

視色聞聲者，以外知之也，故曰聖。問因切脈者，以內知之也，故曰神。此總結上文四診之意也。

上第四卷，四十八難至六十一難，論病。

卷五

六十二難曰：藏井滎有五，府獨有六者，何謂也？然：府者，陽也。三焦行於諸陽，故置一俞，名曰原。

府有六者，亦與三焦共一氣也。

藏有五者，謂井、滎、輸、經、合也。府有六者，謂井、滎、輸、原、經、合也。夫五藏之脈，皆以所出為井，所流為滎，所注為輸，所行為經，所入為合，是謂五俞，以應五行木、火、土、金、水也。六府亦有俞，以應五行金、水、木、火、土也，惟過之穴為原，故有六也。原者，元也。元氣者，三焦之氣也。蓋三焦包絡主相火，故列五行之外，而三焦所行者遠，其氣所流聚之處，五穴不足以盡之，故別置一穴，名曰原也。三焦為陽氣之根，六府屬陽，其氣皆三焦所出，故曰共一氣也。

六十三難曰：《十變》言，五藏六府滎合，皆以井為始者，何也？然：井者，東方春也，萬物之始生。

諸蚑行喘息，蜎飛蠕動，當生之物，莫不以春而生。故歲數始於春，日數始於甲，故以井為始也。

人身藏府經穴起止，其次第：先井，次滎，次輸，次經，次合，故云以井為始也。井，谷井，非掘成之井也。

山谷之中，泉水初出之處，名曰井。井者，主出之義也。溪谷出水，從上注下，水常射焉。井之為道，以下給上者也。是則井者，經脈之所出也。其既出滲滲，流利未暢，故謂之滎。《說文》曰：滎，絕小水也。水雖絕

小，停留則深，便有挹注之處，滿則外瀉，故謂之俞。俞，與輸通。《說文》曰：輸，委輸也，即輸瀉之謂。

其既輸瀉，則紆徐逐流，歷成渠徑。徑與經通，徑者，經也。經行既達，而會合於海，故謂之合。合者，會也。

此是水之流行也。

人之經脈，亦取法於此，故取以名穴也。以井為始。春者，以其發源所生之義也，歲數始於春者，正月

為歲首故也。日數始於甲者，謂東方屬甲乙，為干之首也。蚑蟲行喘息，蜎蟲飛蠕蟲動，皆春氣發生之義耳。

六十四難曰：《十變》又言，陰井木，陽井金；陰滎火，陽滎水；陰輸土，陽輸木；陰經金，陽經火；陰合水，陽合土。

人身經脈，起於井穴，五藏屬陰，從春夏而至秋冬，故陰井為木。陰井木生陰滎火，陰滎火生陰輸土，陰輸土生陰經金，陰經金生陰合水。六府屬陽，從秋冬而至春夏，故陽井為金，陽井金生陽滎水，陽滎水生陽輸木，陽輸木生陽經火，陽經火生陽合土。此陰陽逆順之氣，五行相生之序也。

陰陽皆不同，其意何也？然：是剛柔之事也。陰井乙木，陽井庚金。乙者，庚之柔也。庚者，乙之剛也。乙為木，故言陰井木也；庚為金，故言陽井金也。餘皆倣此。

剛柔者，即乙庚之配合也。陰井為木，乙，陰木也。陽井為金，庚，陽金也。乙與庚合，以陰木合陽金，故言陰井木，陽井庚金；陰井乙，

故曰庚乃乙之剛，乙乃庚之柔也。陰滎水，是丁與壬合也。陽輸木，陰輸土，是甲與己合也。陽經火，陰經金，

是丙與辛合也。陽合土，陰合水，是戊與癸合也。此陰陽配合之道也。其十干化合之義，已詳三十三難注中，

當參互觀之。

按《靈樞·本輸篇》論井滎輸經合甚詳，欲求藏府經脈之血氣生死出入者，不可不知也。其義以營衛氣血，

皆生於胃府水穀之精，營行脈中，衛行脈外，血行脈中，氣行脈外。然血中有氣，氣中有血，陰陽互根，不可相離。

是脈內之血氣，從氣衛而滲灌於脈外；脈外之氣血，亦從孫絡而溜注於絡中，外內出入之相通也。五藏內合五行，

故其俞五，六府外合六氣，故其俞六。蓋六氣生於五行，而有二火也。人身十二經脈，合六藏六府之十二大絡，

及督脈之長強，任脈之尾翳，脾之大包，凡二十七脈之血氣，出入於手足指之間。所出為井，所溜為滎，所注

為輸，所行為經，所入為合。此二十七脈之血氣，從四肢通於藏府，而藏府中之血氣，又從經脈繆處通於孫絡，

而溜於絡脈，交相逆順而行，外而皮膚，內而經脈者也。夫經脈有三百六十五穴會，絡脈有三百六十五穴會，

孫絡亦有三百六十五穴會。經脈寬大，孫絡窄小，經脈深而絡脈淺，故黃帝有五藏之所溜處，闊散之度，淺深

之狀，高下所至之問也。西醫言過心化赤之血，由脈管行遍，散諸微絲管，由微絲管之尾，漸並漸粗，入迴血管。

血入迴血管，其色變紫，與脈管交相逆順而行，至總迴管，過心入肺，呼出炭氣，吸入養氣，復化為赤血者，

即此義也。

西醫知血之行諸脈絡，而不知所以能行者，氣為之也。其井滎輸經合五行出入之道，西醫昧而不明，是

知其所當然，而不知其所以然也。

六十五難曰：經言所出爲井，所入爲合，其法奈何？然：所出爲井，井者，東方春也，萬物之始生，故言所出爲井也。所入爲合，合者，北方冬也，陽氣入藏，故言所入爲合也。

經言《靈樞·本輸篇》也，井滎輸經合，如春夏秋冬之周而復始，東南西北之循環無端也。春夏主生養，陽氣在外；秋冬主收藏，陽氣在內。井屬春，故自井而生發。合屬冬，故至合而入藏。如天地一歲而有四時，一日亦有四時，人身隨其氣而運行，所以一呼一吸，陰陽無不周遍也。

按　本輸篇言肺之井木，出手大指內側之少商穴，溜於魚際爲滎，注於太淵爲輸，行於經渠爲經，入於尺澤爲合。心之井木，出手中指之端。心包絡經中衝穴，溜於勞宮爲滎，注於大陵爲輸，行於間使爲經，入於曲澤爲合。心之井滎輸經合，而行包絡之經者，何也？蓋心注血，包絡注脈，君相之相合也。心與包絡血脈相通，心藏所出之血氣，間行於手少陰之經，手厥陰之經也。

肝之井木，出足大指之端大敦穴，溜於行間爲滎，注於太衝爲輸，行於中封爲經，入於曲泉爲合。脾之井木，出足大指內側隱白穴，溜於大都爲滎，注於太白爲輸，行於商丘爲經，入於陰之陵泉爲合。腎之井木，出足心之涌泉穴，溜於然谷爲滎，注於大溪爲輸，行於復溜爲經，入於陰谷爲合。此五藏之井滎輸經合也。膀胱之井金，出足小指之端至陰穴，溜於通谷爲滎，注於束骨爲輸，過於京骨爲原，行於崑崙爲經，入於委中爲合。膽之井金，出足小指次指之端竅陰穴，溜於俠溪爲滎，注於臨泣爲輸，過於丘墟爲原，行於陽輔爲經，入於陽之陵泉爲合。胃之井金，出足大指內次指之端屬

難經·難經正義

兌穴，溜於內庭爲滎，注於陷谷爲輸，過於衝陽爲原，行於解溪爲經，入於下陵爲合。三焦者，上合手少陽，

其井金出手小指次指之端關衝穴，溜於液門爲滎，注於中渚爲輸，過於陽池爲原，行於支溝爲經，入於天井爲

合。而三焦下輸，出於足大指之前委陽穴，是足太陽之絡。蓋三焦之氣出於腎，遊行於上中下，其斜者爲絡，

入絡膀胱；直者爲經，即手少陽也。故三焦之輸有二焉。小腸之井金，出手小指之端少澤穴，溜於前谷爲滎，

注於後溪爲輸，過於腕骨爲原，行於陽谷爲經，入於小海爲合。大腸之井金，出手大指次指之端商陽穴，溜

於本節之前二間爲滎，注於本節之後二間爲輸，過於合谷爲原，行於陽溪爲經，入於曲池爲合。此六府之井滎

輸原經合也。夫藏府之井，起於木金者，木金乃生成之始終也。五藏藏精，其氣皆陰，然化氣必生於陽，故

五藏雖陰，而其起恒同，起於少陽之生木。六府致用，其氣皆陽，然氣盛必歸於精，故六府雖陽，而其氣爲成，

皆起於西成說物之兌金，是以藏井爲木，府井爲金也。生氣在藏，成氣在府，如四時之春秋，此陰陽之定理，

鍼法所必究也。然祇節經文之大略，其經穴部位分寸，須詳考銅人圖像，庶不致誤。

六十六難曰：經言肺之原出於太淵，心之原出於大陵，肝之原出於太衝，脾之原出於太白，腎之原出於太溪，

少陰之原出於兌骨『神門穴也』，膽之原出於丘墟，胃之原出於衝陽，三焦之原出於陽池，膀胱之原出於京骨，

大腸之原出於合谷，小腸之原出於腕骨。

考《甲乙經》，肺之原太淵，在手掌後陷者中央；心之原大陵，在掌後骨下橫紋中兩筋間，此手厥陰心

包絡之穴也。心與包絡相通，故取此穴，亦可謂之心也。肝之原太衝，在足大指本節後二寸陷者中。脾之原太白，

在足大指內側白肉際陷者中。腎之原太溪，在足內踝後跟骨上動脈陷者中。手少陰之原兌骨，即神門穴，在

手掌後銳骨端陷者中。膽之原丘墟，在足外踝如前陷者中。胃之原衝陽，在足跗上，去內庭五寸，高骨間動脈。

三焦之原陽池，在手錶腕上陷者中。膀胱之原京骨，在足小指外側，本節後大骨下白肉際陷者中。大腸之原合谷，

在手大指次指岐骨間陷者中。小腸之原腕骨，在手外側腕前起骨下陷者中。

按《靈樞·九鍼十二原篇》曰：陽中之少陰肺也，其原出於太淵。太淵，二陽中之太陰心也，其原出於大陵。

大陵，二陰中之少陽肝也，其原出於太衝。太衝，二陰中之至陰脾也，其原出於太白。太白，二陰中之太陰腎也，

其原出於太溪。太溪，二膏之原，出於鳩尾。鳩尾，一肓之原，出於脖胦。脖胦，一凡此十二原者，主治六府

五藏之有疾者也。脹取三陽，飧泄取三陰。

是《靈樞》以五藏之十二穴為原，此則以六藏六府十二經各有原。言心之原出大陵者，即候包絡之病，

蓋君相之血脈通貫也。言少陰之原出於兌骨者，少陰心也，兌骨即神門。邪客篇曰：少陰獨無輸者，不病乎？曰：

其外經病而藏不病，故獨取經於掌後銳骨之端，即此義也。越人之意，非謂心有兩原，乃指君相氣合厥陰少陰，

可同治也。

十二經皆以輸為原者，何也？然：五藏輸者，三焦之所行，氣之所留止也。三焦所行之輸為原者，何也？

然：齊下腎間動氣者，人之生命也，十二經之根本也，故名曰原。三焦者，原氣之別使也，主通行三氣，經歷

難經·難經正義

難經‧難經正義

於五藏六府。原者，三焦之尊號也，故所止輙爲原。五藏六府之有病者，皆取其原也。

十二經皆以輸爲原者，言九鍼十二原中，皆以五藏之輸穴爲原，非謂六府也。然五藏六府之輸，皆係三焦之所行，其氣所留止之處也，故稱曰原。三焦之根，起於腎間命門，人之生命之原，十二經之根本，皆繫乎此。

由鼻吸入之天陽，過肺歷心，引心火，循脊筋，入腎繫，至命門，蒸膀胱之水，化氣上騰。三焦主持相火，爲腎中原氣之別使，是十二經之營衛流行，皆三焦之所使也。通行生氣於五藏六府之俞穴，其所留止，輙謂之原。

以其原於命門動氣間而得名，亦以見三焦乃腹包膜，其連網脂膜，皆三焦之物，爲統攝藏府之郛郭也。

六十七難曰：五藏募皆在陰，而俞在陽者，何謂也？然：陰病行陽，陽病行陰，故令募在陰，俞在陽。

募，音幕，經氣結聚處也。俞，輸轉之義。經氣由此而輸於彼也。五藏之募皆在腹，肺之募，中府二穴，在胸部云門下，同身寸之一寸，乳上三肋間動脈陷中，屬任脈。脾之募，章門二穴，在大橫外直臍端，屬肝經。肝之募，期門二穴，在不容兩旁，各同身寸之一寸五分，直乳第二肋端，同身寸之一寸，乳上三肋間，心俞在五椎之間，肝俞在九椎之間，脾俞在十一椎之間，腎俞在十四椎之間，又有膈俞者，在七椎之間，皆挾脊兩旁，各同身寸之一寸五分，總屬足太陽經也。募在於腹，募者，藏中陽氣之所結也，是以陽病行於陰於背，俞者，藏中陰氣之所輸也，是以陰病行於陽也。

三椎之間，心俞在五椎之間，肝俞在九椎之間，脾俞在十一椎之間，腎俞在十四椎之間，又有膈俞者，在七椎

募之募，京門二穴，在監骨腰中，挾脊季脇下，屬膽經。五藏之俞皆在背，肺俞在第三椎之間，心之募，巨闕一穴，在鳩尾下，

也。以見陰陽經絡，氣相交貫，藏府腹背，氣相通應，故其病氣之結聚輸轉之處，交相會也。經曰：從陽引陰，從陰引陽，即此義也。

按《內經》六府亦有募有俞，不獨五藏為然也。此章明藏府陰陽之氣，交相通貫，言五藏而不及六府者，省文也。胃之募，中脘一穴，在臍上，同身寸之四寸，屬任脈。大腸募，天樞二穴，在肓俞旁，同身寸之一寸五分，挾臍二寸，屬胃經。小腸募，關元一穴，在臍下，同身寸之三寸，屬任脈。膽募，日月二穴，在期門下，同身寸之五分，直乳第二肋下，屬本經。膀胱募，中極一穴，在臍下，同身寸之二寸三分，屬任脈。三焦募，在臍下，同身寸之二寸，屬足太陽經也。此六府之募，亦皆在腹。胃俞在十二椎之間，大腸俞在十六椎之間，小腸俞在十八椎之間，膽之俞在十椎之間，膀胱俞在十九椎之間，三焦俞在十三椎之間。又有心包俞在四椎之間，亦俱挾脊兩旁，各同身寸之一寸五分，屬足太陽經也。觀陰陽募俞，並舉為言，則非獨指五藏明矣，故補注之。

六十八難曰：五藏六府，各有井榮輸經合，皆何所主？然：經言所出為井，所流為榮，所注為輸，所行為經，所入為合。井主心下滿，榮主身熱，輸主體重節痛，經主喘欬寒熱，合主逆氣而泄，此五藏六府井榮輸經合所主病也。

主，主治也。經言《靈樞·九鍼十二原篇》文也。井，山谷中泉水之所出也。榮，小水尚未能流利者也。輸，輸瀉之所注也。經，由輸而經過之徑也。合，水流而會合之處也。井主心下滿者，井應木，木者肝，肝主

難經·難經正義

滿重節痛也。榮應火，火者心，心主身熱也。輸應土，土者脾，脾主體重也。經主欬嗽寒熱者，經應金，金者肺，肺主寒熱也。合主氣逆而泄者，合應水，水者腎，腎主泄也。此論五藏爲病之一端耳。不言六府者，舉藏足以該府也。然《內經》辨病取穴之法，實止此，不可執一說而不知變通也。

按此七難論俞穴也。然某穴至某穴之一寸者，將謂周尺耶，秦尺耶，漢尺耶，抑近世之尺耶？聚訟紛紜，莫衷一是，皆爲不明同身取寸之義也。或以患人之中指中節取寸，便爲獨得心傳，殊不知瘦人指長而身小，則背腹之橫寸，豈不太闊？肥人指短而身長，則背腹之橫寸，豈不太狹？有身長指長而頭小者，則頭間之寸，豈不嫌長？有身短指短而頭大者，則頭間之寸，豈不嫌短？似此肥瘦長短之差訛，安能准的？所謂同身取寸者，必同其身體而取之也。考其法以《靈樞·骨度篇》尺寸爲主，再量人身尺寸，隨取而折之，自無長短肥瘦之差訛。

假如骨度篇云：肩至肘，長一尺七寸，量患人由肩至肘，長一尺三寸六分，以八折合之。所云某穴至某穴一寸者，僅得八分，餘可類推。此同身取寸之活法，鍼灸之要事，不可不知也。

附《靈樞·骨度篇》

黃帝問於伯高曰：脈度言經脈之長短，何以立之？伯高曰：先度其骨節之大小廣狹長短，而脈度定矣。

黃帝曰：願聞眾人之度，人長七尺五寸者，其骨節之大小長短各幾何？伯高曰：頭之大骨，圍二尺六寸，胸圍四尺五寸，腰圍四尺二寸。發所覆者，顱至項，尺二寸。《甲乙經》『尺』字上有『二』字。發以下至頤，長一尺。君子終折。《甲乙經》『君子』作『男子』。

難經·難經正義

結喉以下至缺盆中，長四尺。缺盆以下至髑骭，長九寸，過則肺大，不滿則肺小。髑骭以下至天樞，長八寸，

過則胃小。天樞以下至橫骨，長六寸半，過則迴腸廣長，不滿則狹短。橫骨長六寸半，橫骨上廉以下，至內輔

之上廉，長一尺八寸。內輔之上廉以下至下廉，長三寸半；內輔下廉下至內踝，長一尺三寸。內踝以下至地，

長三寸。故骨圍大則太過，小則不及。角以下至柱骨，長一尺。行腋中不見者，長四寸。腋以下至季脇，長一

尺二寸；季脇以下至脾樞，長六寸。脾樞以下至膝中，長一尺九寸。膝以下至外踝，長一尺六寸。外踝以下至

京骨，長三寸。京骨以下至地，長一寸。耳後當完骨者，廣九寸。耳前當耳門者，廣一尺三寸。兩顴之間，相

去七寸。兩乳之間，廣九寸半。《甲乙經》作廣八寸。兩髀之間，廣六寸半。足長一尺二寸，廣四寸半。肩至肘，

長一尺七寸；肘至腕，長一尺二寸半。腕至中指本節，長四寸。本節至其末，長四寸半。項發以下至背骨，長

二寸半。膂骨以下至尾骶二十一節，長三尺。上節長一寸四分分之一，奇分在下，故上七節至於膂骨，九寸八

分分之七。此眾人骨之度也。所以立經脈之長短也。是故視其經脈之在於身也，見其浮而堅，其見明而大者多血，

細而沉者多氣也。

上第五卷，六十二難至六十八難，論俞穴。

卷六

六十九難曰：經言虛者補之，實者瀉之，不虛不實，以經取之，何謂也？然：虛者補其母，實者瀉其子，當先補之，後瀉之。不虛不實，以經取之者，是正經自生病，不中他邪也，當自取其經，故言以經取之。

經言《靈樞 · 經脈篇》也。虛，血氣虛也。實，血氣實也。補之，行鍼用補法也。瀉之，行鍼用瀉法也。以經取之，言循其本經所宜刺之穴也。母，生我者也。子，我生者也。經脈篇載十二經，皆有盛則瀉之，虛則補之，不盛不虛，以經取之，虛者補其母，實者瀉其子。蓋子能令母實，母能令子虛也。假令肝病虛，則補其母，即足厥陰之合曲泉穴是也。肝病實，則瀉其子滎，即足厥陰之滎行間穴是也。當先補之，然後瀉之兩句，滑氏謂即後篇陽氣不足，陰氣有餘，當先補其陽，而後瀉其陰之意。然於此義不屬，非厥誤即羨文也。若憂愁思慮則傷心，形寒飲冷則傷肺，恚怒氣逆則傷肝，飲食勞倦則傷脾，久坐濕地，強力入水則傷腎。正經自病，非五邪所傷者，即於本經取當刺之穴以刺之，不必補母瀉子也。

七十難曰：經言春夏刺淺，秋冬刺深者。何謂也？然：春夏者，陽氣在上，人氣亦在上，故當淺取之；秋冬者，陽氣在下，人氣亦在下，故當深取之。

《靈樞 · 終始篇》曰：春氣在毛，夏氣在皮膚，秋氣在分肉，冬氣在筋骨，此四時之氣也。其四時受病，

亦各隨正氣之淺深，故用鍼以治病者，各依四時氣之淺深而取之也。陽氣者，謂天地之氣也；人氣者，謂營衛

之氣也。上言皮肉之上，下言筋骨之中，淺取深取，必中其病也。

滑氏曰：春夏之時，陽氣浮而上，人氣亦然，故刺之當淺，欲其無太過也；秋冬之時，陽氣沉而下，人氣亦然，

故刺之當深，欲其無不及也。經曰：必先歲氣，無伐天和，此之謂也。

春夏各致一陰，秋冬各致一陽者，何謂也？然：春夏溫，必致一陰者，初下鍼，沉之至腎肝之部，得氣，

引持之陰也。秋冬寒，必致一陽者，初內鍼，淺而浮之至心肺之部，得氣，推之陽也。是謂春夏必致一陰，

秋冬必致一陽。

致，取也。溫，時令溫也。寒，時令寒也。經言春夏養陽者，陽盛則陰不足，必取一陰之氣以養陽也。

秋冬養陰者，陰盛則陽不足，必取一陽之氣以養陰也。沉之，深入其鍼至腎肝之位，引其陰氣，出之於陽也。

浮之，謂淺內其鍼至心肺皮血之位，推其陰氣，入之於陰也。

按 滑氏曰：春夏氣溫，必致一陰者，春夏養陽之義也。初下鍼，即沉之至腎肝之部，俟其得氣，乃引

鍼而提之，以至於心肺之分，所謂致一陰也。秋冬氣寒，必致一陽者，秋冬養陰之義也。初內鍼，淺而浮之，

當心肺之部，俟其得氣，推鍼而內之，以達於腎肝之分，所謂致一陽也。然致陰致陽之說，越人特推其理有如

是者耳。凡用鍼補瀉，自有所宜，初不必以是相拘也。

難經·難經正義

七十一難曰：經言刺榮無傷衛、刺衛無傷榮、何謂也？然：鍼陽者，臥鍼而刺之；刺陰者，先以左手攝按所鍼榮俞之處，氣散乃內鍼。是謂刺榮無傷衛、刺衛無傷榮也。

榮者，血氣之道路，以陰陽而分表裏者也。《素問·刺齊論》曰：刺骨無傷筋，刺筋無傷肉，刺肉無傷脈，刺脈無傷皮，刺皮無傷肉，刺肉無傷筋，刺筋無傷骨，亦此義也。衛為外表，陽行乎脈外，欲其淺，故刺衛者，宜臥鍼而刺之，若營衛有病，刺各中其所，不得誅伐無過也。營為裏，陰行乎脈中，欲其深過衛，始可至營也，故刺營者，先以左手攝按所刺之穴良久，使衛氣漸散離其處，然後內鍼，則鍼得至營，而不傷衛矣。此刺陽刺陰之道也。

以陽氣輕浮，過之恐傷營也。

七十二難曰：經言能知迎隨之氣，可令調之。調氣之方，必在陰陽，何謂也？然：所謂迎隨者，知營衛之流行，經脈之往來也。隨其逆順而取之，故曰迎隨。

經言《靈樞·終始篇》曰：陽受氣於四末，陰受氣於五藏，故瀉者迎之，補者隨之，知迎知隨，氣可令和，和氣之方，必通陰陽，是迎隨之法。陽經主外，故從四末始。陰經主內，故從五藏始。迎者，鍼鋒迎其氣之方來而未盛，以奪之也。隨者，鍼鋒隨其氣之方去而未虛，以濟之也。然必知營衛之流行，經脈之往來，知之而後可察病之陰陽逆順，隨其所當而施補瀉也。

調氣之方，必在陰陽者，知其內外表裏，隨其陰陽而調之，故曰調氣之方，必在陰陽。

調氣之方，必在陰陽者，在，察也。內爲陰而主裏，外爲陽而主表，察其病在陰在陽，是虛是實，而補之瀉之，或從陽引陰，或從陰引陽，或陽病治陰，或陰病治陽，而令其調和也。楊氏曰：陰虛陽實者，則補陰瀉陽；陽虛陰實者，則補陽瀉陰。或陽並於陰，陰並於陽，或陰陽俱虛，或陰陽俱實，皆隨其病之所在而調之，則病無不已也。

按　鍼法言補，不可深泥，丹溪亦常論之，非無謂也。《素問・陰陽應象大論》曰：形不足者，溫之以氣；精不足者，補之以味。鍼乃砭石所製，既無氣，又無味，破皮損肉，發竅於身，氣皆從竅而出，何得爲補？經謂氣血陰陽俱不足，勿取以鍼，和以甘藥者是也。然《內》《難》鑿言補瀉之法者，何耶？夫讀書貴乎融貫，不可膠刻。迎而奪之，因屬瀉其實邪，隨其濟之，亦可去其虛邪。蓋邪去則正安，去邪即所以補正，非鍼法之補，能生長血氣也。仲景治虛勞而傷其營衛者，以大黃䗪蟲丸主之，方中多屬攻藥，以瘀血去，肺氣利，則新血自生，正氣自復，而營衛行。營衛行，則肌肉充，而虛勞補矣。此先聖後賢，其意一也。將謂鍼法之補，可代參地，則《靈樞・根結篇》何以有營氣不足，病氣不足？此陰陽氣俱不足也，不可刺之，刺之則重不足，重不足則陰陽俱竭，血氣皆盡，五藏空虛，筋骨隨枯，老者絕滅，壯者不復之說。若明乎此，補瀉非可以一法盡，豈獨鍼刺之無誤？即湯藥亦不致南轅北轍矣。

七十三難曰：諸井者，肌肉淺薄，氣少不足使也，刺之奈何？然：諸井者，木也；滎者，火也。火者，木之子。

難經・難經正義

當刺井者，以滎瀉之。故經言補者不可以爲瀉，瀉者不可以爲補，此之謂也。

諸井在手足指梢，故曰肌肉淺薄也。氣藏於肌肉之內，肌肉淺薄，則氣亦微，故曰氣少不足使也。井爲木，

是火之母；滎爲火，是木之子，故肝木實，瀉其滎，此瀉子之法也。如用補，則當補其合也。但瀉之復不能補，

故曰不可以爲補。蓋瀉則當以子，補則當以母，不可誤施也。

六十九難以別經爲子母，此則以一經爲子母，義雖各殊，其理一也。

按 滑氏曰：詳越人此說，專爲瀉井者言也，若當補井，則必補其合，故引經言補者不可以爲瀉，瀉者

不可以爲補，各有攸當也。補瀉反，則病益篤，而有實實虛虛之患，可不謹歟！然瀉子法下，『故』字上，該

有論補母之法，故以此二句總結之，否則文氣不屬，此中或有闕簡。經言無考，姑俟知者。

七十四難曰：經言春刺井，夏刺滎，季夏刺輸，秋刺經，冬刺合者，何謂也？然：春刺井者，邪在肝；

夏刺滎者，邪在心；季夏刺輸者，邪在脾；秋刺經者，邪在肺；冬刺合者，邪在腎。

春刺井者，井爲木，非必春刺井，以其邪在肝木也。滎爲火，夏刺滎者，以其邪在心火也。輸爲土，季

夏刺輸者，以其邪在脾土也。經爲金，秋刺經者，以其邪在肺金也。合爲水，冬刺合者，以其邪在腎水也。經

言無考，越人去古未遠，古醫經猶得見之，而今亡矣。

按 《靈樞・順氣一日分爲四時篇》曰：藏主冬，冬刺井；色主春，春刺滎；時主夏，夏刺輸；音主長夏，

難經·難經正義

長夏刺經；味主秋，秋刺合。是爲五變，以主五俞，與此同。蓋以五藏之氣，應五時之變，而取五俞，各

有所主。刺隔一穴者，皆從子以透發母氣也。一言刺之正，一言刺之變，所以不同也。若四時氣篇曰：春

取經，血脈分肉之間，甚者深取之，間者淺刺之。夏取盛經孫絡，取分肉間，絕皮膚。秋取經輸，邪在府，

取之合。冬取井滎，必深留之。此言四時之氣，各有所在，故春取經脈於分肉之間，夏取盛經孫絡，分肉

皮膚，蓋春夏之氣，從內而外也。秋取經輸，邪在府，取之合，此秋氣之復從外而內也。冬取井滎，必深

留之，謂冬氣之藏於內也。本輸篇曰：春取絡脈諸滎，大筋分肉之間，甚者深取之，間者淺取之。夏取諸

輸孫絡，肌肉皮膚之上。秋取諸合，餘如春法。冬取諸井諸輸之分，故深留之。此言陰陽氣血，隨四時之

生長收藏，而淺深出入也。春氣在脈，夏氣在孫絡，長夏氣在肌肉，故宜取孫絡肌肉皮膚之

上，此春夏之氣，從內而外也。秋氣降收，故如春法。蓋復從孫絡而入於絡脈也。冬氣收藏，故欲深而留之。

此四時出入之序，人氣之所處，病之所舍，五藏應五時之所宜也。此兩節又不同，然各有義理所在，不必

求合也。

其肝心脾肺腎，而繫於春夏秋冬者，何也？然：五藏一病，輒有五也。假令肝病，色青者肝也，臊臭者肝也，

喜酸者肝也，喜呼者肝也，喜泣者肝也。其病衆多，不可盡言也。四時有數，而並繫於春夏秋冬者也，鍼之要妙，

在於秋毫者也。

此復問肝心脾肺腎繫於春夏秋冬之故，然五藏一病，輒有五邪，未可拘也。假令肝病，色青者肝也，肝主色也。

燥臭者肝也，而中有心病，心主臭，入肝爲臭也。喜酸者肝也，而中有脾病，脾主味，入肝爲酸也。喜呼者肝也，

而中有肺病，肺主聲，入肝爲呼也。喜泣者肝也，而中有腎病，腎主液，入肝爲泣也。舉一肝藏，餘可類推，

以明五藏六府之病眾多，不止於此，而皆統於金木水火土五行之所屬，如四時之有定數，而並繫於春夏秋冬之

所屬也。然其用鍼要妙，則在於秋毫之間，而其變無窮也。惟所問五藏之病，何以與四時相應，而答辭止言病

狀如此，滑氏疑有闕誤，信夫。

七十五難曰：經言東方實，西方虛，瀉南方，補北方，何謂也？然：金木水火土，當更相平。

東方木也，西方金也。木欲實，金當平之；火欲實，水當平之；土欲實，木當平之；金欲實，火當平之；

水欲實，土當平之。東方肝也，則知肝實；西方肺也，則知肺虛。瀉南方火，補北方水。南方火，火者，木之

子也；北方水，水者，木之母也。水勝火，子能令母實，母能令子虛，故瀉火補水，欲令金不得平木也。經曰：

不能治其虛，何問其餘，此之謂也。

此章諸家詮注，皆未足達越人之旨，惟徐氏《經釋》庶乎近焉，今就其義而引申之。東方實，西方虛者。

東方木也，肝也；西方金也，肺也。人之五藏，應乎五行，宜平伏，不宜偏勝，若或一藏獨勝，則疾病生，須

憑補瀉以調之也。調之之法，而言瀉南方，補北方者，南方火爲木之子，北方水爲木之母也。論五行本然之道，

木實金當平之，火實水當平之，土實木當平之，金實火當平之，水實土當平之，此自然之理也。今東方肝實，

西方肺虛，金虛何能平木，論治當抑其太過，扶其不及，故曰瀉南方火，補北方水，此實則瀉其子也。夫火者，木之子也；水者，木之母也，瀉火則火衰，而盜泄母氣，其火之勢減，亦不能凌金，補水則火氣愈弱，更竊木氣，故曰水勝火也。況木氣即泄，金不受凌，則虛者自復，復則遂得平木之實用。水既剋火，其勢益實，是以木之母水，勝木之子火也。而謂之子令母實，母令子虛者，蓋木之子火，爲木之母水所剋製，則火能益水之氣，故曰子令母實，而水剋火，能奪火之氣，故曰母令子虛也。

觀上下文義，則此子母兩字，皆就肝木而言，抑木即所以扶金也。越人猶恐讀者誤會，更申其義曰：故瀉火補水者，欲令金得以平木也。若不知治金虛之法，止以一經爲補瀉，則他病亦不能治也。金下之不字，滑氏謂衍文宜刪，極是。

按 滑氏曰：金不得平木，不字疑衍文。東方實，西方虛，瀉南方，補北方者，木金火水，欲更相平也。木火土金水之欲實，五行之貪勝而務權也。金水木火土之相平，以五行所勝，而製其貪也。經曰：一藏不平，所勝平之，東方肝也，西方肺也。東方實，則知西方虛矣，若西方不虛，則東方安得過於實耶？或瀉或補，要亦抑其盛，濟其不足，損過就中之道也。水能勝火，子能令母實，母能令子虛。瀉南方火者，奪子之氣，使食母之有餘；補北方水者，益子之氣，使不食於母也。如此，則過者退而抑者進，金得平其木，而東西方無復偏勝偏虧之患矣。

越人之意，大抵謂東方過於實，而西方之氣不足，故瀉火以抑其木，補水以濟其金，是乃使金得與水相

停，故曰欲令金得平木也。若曰金不得平木，則前後文義窒礙，竟說不通，使肝木不過，肺金不虛，復瀉火補水，不幾於實實虛虛耶。八十一難文義，正與此互相發明。九峰蔡氏謂水火金木土，惟脩取相製，以泄其過，其意亦同。故結句云：不能治其虛，何問其餘，蓋爲知常而不知變者之戒也。此篇大意，在肝實肺虛，瀉火補水上。或問子能令母實，母能令子虛，當瀉火補土爲是。蓋子有餘，則不食母之氣，母不足，則不能蔭其子。瀉南方火，乃奪子之氣，使食母之有餘；補中央土，則益母之氣，使得以蔭其子也。今乃瀉火補水何歟？曰：此越人之妙，一舉而兩得之者也。且瀉火一則以奪木之氣，一則以去金之剋，補水一則以益金之氣，一則以製火之光，若補土則一於助金而已，不可施於兩用，此所以不補土而補水也。五行之道也。今越人乃謂子能令母實，母能令子虛，何哉？曰：是各有其說也。或又問母能令子實，子能令母虛，五行之生化。子能令母實，母能令子虛者，鍼家之子奪，固不相侔也。四明陳氏曰：仲景云，木行乘金，名曰橫。《內經》曰：氣有餘，則製以所勝，而侮所不勝，木實金虛，是木橫而凌金，侮所不勝也。木實本以金平之，然以其氣正強而橫，金平之，則兩不相伏而戰，戰則實者亦傷，虛者亦敗，金虛本資氣於土，然其時土亦受製，未足以資之，故取水爲金之子，又爲木之母，於是瀉火補水，使水勝火，則火餒而取氣於木，木乃減而不復實。水爲木母，此母能令子虛也。木既不實，其氣乃平，平則金免木凌，而不復虛，水爲金子，此子能令母實也。所謂金不得平，木不得凌，以金平其木，必瀉火補水，而旁治之，使木金之氣，自然兩平耳。今按陳氏此說，亦自有理，但爲不之一字所纏，未免牽強費辭，不若直以不字爲衍文爾。觀八十一篇中，當知金平木一語可見矣。

滑氏注於釋，子令母實，母令子虛，未能明顯，不若陳氏之說，較爲曉暢也。然以木爲火之母，水爲金之子爲言，

其義雖通，於越人之旨，究隔一間。

又按　王氏曰：餘每讀至此難，未嘗不歎夫越人之得經旨，而悼夫後世之失經旨也。先哲有言，凡讀書

不可先看注解，且將經文反復而詳味之，得自家有新意，卻以注解參校，庶乎經旨昭然，而不爲他說所蔽。

若先看注解，則被其說橫吾胸中，自家卻無新意矣。余平生所佩服此訓，所益甚多。且如《難經》此篇，其

言周備純正，足爲萬世法，後人紛紛之論，其可憑乎？夫實則瀉之，虛則補之，此常道也，人皆知之。今肝實

肺虛，乃不瀉肝而瀉心，此則人亦知之。至於不補肺補脾而補腎，此則人不能知，惟越人知之耳。夫子能令母實，

母能令子虛，以常情觀之，則曰心火實，致肝木亦實，此子能令母實也。脾土虛，致肺金亦虛，此母能令子虛也。

心火實固由自旺，脾土虛，乃由肝木製之，法當瀉心補脾，則肝肺皆平矣。越人則不然，其子能令母實，

子謂火，母謂木，固與常情無異，其母能令子虛。母謂水，子謂木，則與常情不同矣。故曰水者木之母也。『子

能令母實』一句，言病因也。『母能令子虛』一句，言治法也。其意蓋曰，火爲木之子，子助其母，使之過分

而爲病矣。今將何以處之？惟有補水瀉火之治而已。

夫補水者，何謂也？蓋水爲木之母，若補水之虛，使力可勝火，火勢退而木勢亦退，此則母能虛子之義，

所謂不治之治也。若曰不然，則『母能令子虛』一句，將歸之脾肺乎？既歸於脾肺，今何不補脾乎？夫五行之道，

其所畏者，畏所剋耳。今火大旺，水大虧，火何畏乎？惟其無畏，則愈旺而莫能製，苟非滋水以求勝之，孰能勝也。

『水勝火』三字，此越人寓意處，細觀之，勿輕忽也。雖瀉火補水並言，然其要又在補水耳。後人乃言獨瀉火，

而不用補水。又曰：瀉火即是補水，得不大違越人與經旨之意乎？若果不用補水，經不必言補北方，越人不必

言補水矣。雖水不虛，而火獨暴旺者，固不必補水亦可也。若先因水虛而致火旺者，不補水可乎？水虛火旺而

不補水，則藥至而暫息，藥過而復作，將積年累月，無有窮已，安能絕其根哉！雖苦寒之藥，通爲抑陽扶陰，

不過瀉火邪而已，終非腎藏本藥，不能滋養北方之真陰也。欲滋真陰，舍地黃、黃檗之屬不可也。且夫肝之實也，

其因有二：心助肝，肝實之一因也；肺不能製肝，肝實之二因也。肺之虛也，其因亦有二：心剋肺，肺虛之一

因也；脾受肝剋，而不能生肺，肺虛之二因也。今補水而瀉火，火退則木氣削。又金不受剋而製木，東方不實矣。

金氣得平，又土不受剋而生金，西方不虛矣。若以虛則補母言之，肺虛則當補脾，豈知肝氣正盛，剋土之深？

雖每日補脾，安能敵其正盛之勢哉！從使土能生金，金受火剋，亦所得不償所失矣，此所以不補土而補水也。

或疑木旺補水，恐水生木，而木愈旺，故聞獨瀉火不補水論，忻然而從之，殊不知木已旺矣，何待生乎！況水

之虛，雖峻補不能復其本氣，安有餘力生木哉？若能生木，則能勝火矣。

或又謂補水者，欲其不食於母也。不食於母，則金還矣。豈知火剋金，土不生金？金之虛已極，尚不能自給，

水雖食之，何所食乎？若然，則金虛不由於火之剋，土之不生，而由於水之食耳，豈理也哉！從水不食金，金

亦未必能復常也。『金不得平木』一句，多一『不』字，所以瀉火補水者，正欲使金得平木也，『不』字當刪

去。不能治其虛，何問其餘？虛指肺虛而言也。瀉火補水，使金得平木，正所謂能治其虛。不補土，不補金，

難經·難經正義

乃瀉火補水，使金自平，此法之巧而妙者。

苟不能曉此法，而不能治此虛，則不須問其他，必是無能之人矣。故曰：不能治其虛，何問其餘？若夫

上文所謂金木水火土更相平之義，不解而自明，茲故弗具也。夫越人，亞聖也，論至於此，敢不斂衽。但說者

之鑿蝕，故辨之。

愚按　伯仁受鍼法於東平高洞陽，故專以鍼法補瀉注，安道不習鍼，故以用藥論。若越人則一以貫之，

學者習玩斯篇，於補瀉之法，獲益非淺。

七十六難曰：何謂補瀉？當補之時，何所取氣？當瀉之時，何所置氣？然：當補之時，從衛取氣；當瀉

之時，從榮置氣。其陽氣不足，陰氣有餘，先補其陽，而後瀉其陰；陰氣不足，陽氣有餘，當先補其陰，而後

瀉其陽。營衛通行，此其要也。

《靈樞·衛氣篇》曰：浮氣之不循經者，爲衛氣，其精氣之行於經者，爲營氣是也。此言用鍼取何氣爲補，而

滲毫毛者也。營爲陰而主血，乃奉心化赤之血氣，由心至胞室，循行十二經脈，日夜五十周，以應呼吸漏下者也。

衛爲陽而主氣，乃陽明水穀之悍氣，合經脈中出諸氣街之氣血，散入孫絡，纏布周身，以充膚熱肉，澹

其所瀉之氣，則置之何地也。答辭謂補則從衛取氣，蓋取浮氣之不循經者以補虛處；瀉則從營置氣，置猶棄置

之置，蓋從營置其氣而不用也。然人之病情不一，補瀉之法，尤當審其陰陽虛實也。若衛虛而營實者，以陽氣

不足，陰氣有餘，則先補陽而後瀉陰以和之。若營虛而衛實者，以陰氣不足，陽氣有餘，則先補陰而後瀉陽以和之。

如此補瀉之法，先後有序，則陰陽得其平，營衛之氣，自然通暢流行矣。終始篇曰：陰盛而陽虛，先補其陽，後瀉其陰而和之；陰虛而陽盛，先補其陰，後瀉其陽而和之。所謂盛則瀉之，虛則補之，此其義也。

七十七難曰：經言上工治未病，中工治已病者，何謂也？所謂治未病者，見肝之病，則知肝當傳之與脾，故先實其脾氣，無令得受肝之邪，故曰治未病焉。中工治已病者，見肝之病，不曉相傳，但一心治肝，故曰治已病也。

《靈樞·逆順篇》曰：上工刺其未生者也，其次刺其未盛者也，其次刺其已衰者也；下工刺其方襲者也，與形之盛者也，其病之與脈相逆者也。故曰：方其盛也，勿敢毀傷，刺其已衰，事必大昌。故曰：上工治未病，不治已病，此之謂也。此言治病，上工刺其病之未生，其次刺其初來未盛，再其次則刺其已衰，如兵法之避其來銳，擊其惰歸也。故伯高曰：無迎逢逢之氣，無擊堂堂之陣，無刺熇熇之熱，無刺漉漉之汗，無刺渾渾之脈，無刺病與脈相逆者是也。下工不知此義，刺其邪之方襲於經脈之中，或刺其邪之方盛於皮膚之間，或刺其邪正相攻之時，不能圖功，皆足以債事也。此論刺法須及其病未生，並方退之時，乃可用鍼。然凡病皆當預圖於早，勿待病成方治，以貽後悔也。治之早，則用力少而成功多，所謂曲突徙薪之勳，宜加於焦頭爛額之上也。治病固當如此，而處天下事概當如此，豈止鍼法為然哉？夫五藏之氣旺，則資其所生，由肝生心，心生脾，脾生肺，

肺生腎，腎生肝，順傳則吉也。病則侮其所剋，肝剋脾，脾剋腎，腎剋心，心剋肺，肺剋肝，逆傳則凶也。上

工治未病者，治所傳未病之藏也。是以見肝之病，知肝傳脾，當先實脾，使肝病不得傳而可愈也，故曰治未病。

中工昧此，見肝病而徒治其肝，則肝病未已，脾病復起，故曰治已病也。《素問·玉機真藏論》曰：五藏受氣

於其所生，傳之於其所勝，氣舍於其所生，死於其所不勝，病之且死，必先傳行至其所不勝，病乃死，此言氣

之逆行，故死。亦此義也。

按：此章乃古醫經奧旨微言，越人暢其厥義，然又有未盡者，仲景《金匱》引申之，足為後學津筏。問

曰：上工治未病，何也？師曰：夫治未病者，見肝之病，知肝傳脾，當先實脾，四季脾旺不受邪，勿補之。中

工不曉相傳，見肝之病，不解實脾，惟治肝也。夫肝之病，補用酸，助用焦苦，益用甘味之藥調之。酸入肝，

焦苦入心，甘入脾，脾能製腎，腎氣微弱，則水不行。水不行，則心火氣盛；心火氣盛，則製肺，肺被製，則

金氣不行；金氣不行，則肝氣盛，則肝自愈，此治肝補脾之要妙也。肝虛則用此法，實則不再用之。經曰：虛

虛實實，補不足，損有餘。餘藏準此。此條須分三段看，上段言肝病必傳於脾，實則不再用之。經曰：虛

先實脾，脾實不受木剋，則肝病以不得傳而可愈也。然藏氣之衰旺，與時令相流通，四季辰戌丑未四月，每季

土旺十八日，合算奇零，以五行各旺七十二日之數。脾土當旺，則不受邪，即勿補之，而肝木亦不得肆其侮也。

設過補脾，又犯實實之戒矣。中工不識五行衰旺傳剋之義，見肝之病，惟治已病之肝，不知實未病之脾也。中

段言肝之為病多虛，蓋虛則受邪也。肝木既虛，肺金必侮其不勝，上工治此，必在肺金未侮肝木之先，有以製之。

難經·難經正義

用酸以補肝之本體，用焦苦以助其子心火，使不泄肝木之氣，而剋製肺金，用甘以益脾土而製水，水弱則火旺，

火旺則金製，金製則木不受剋，而病自愈矣。此元則害，承乃製，隔二隔三之治，故曰此治肝補脾之要妙也。

末段言肝虛則用此法，肝實不用此法也。中工不明虛實之理，虛者瀉之，是爲虛虛，實者補之，是爲實實。故

又引經文補不足，瀉有餘，以證其義。而再曰，餘藏准此，蓋舉一肝藏，一隅三反，餘可類推也。此與七十五

難之瀉南方補北方之義略同。而尤氏注《金匱》，不明隔治之理，謂酸入肝以下十五句，爲後人添注，誤矣。

七十八難曰：鍼有補瀉，何謂也？然：補瀉之法，非必呼吸出內鍼也。知爲鍼者，信其左；不知爲鍼者，

信其右。當刺之時，必先以左手厭按所鍼榮輸之處，彈而努之，爪而下之，其氣之來，如動脈之狀，順鍼而刺之。

得氣，因推而內之，是謂補；動而伸之，是謂瀉。不得氣，乃與男外女內；不得氣，是謂十死不治也。

鍼法之補瀉，候呼內鍼，補也；候吸出鍼者，瀉也。《素問·離合真邪論》曰：

吸則內鍼，無令氣忤，靜以久留。無令邪布，吸則轉鍼，以得氣爲故，候呼引鍼，呼盡乃去，大氣皆出，故命曰瀉。

呼盡內鍼，靜以久留，以氣至爲故，如待所貴，不知日暮，其氣以至，適而自護，候吸引鍼，氣不得出，各在其處，

推闔其門，令神氣存，大氣留止，故命曰補。此《內經》呼吸出內，補瀉候氣之常法也。越人以鍼法不僅乎此，

善於用鍼者，凡下鍼之時，先定其穴，便以左手厭按所鍼之處，以指彈擊而努揉之，以爪搯引而下之，以致其

氣。其氣之來，如動脈之狀，順鍼而刺之，鍼得氣，推其鍼而內入之，是謂補。搖動其鍼而引伸之，是謂瀉。

難經·難經正義

若候氣久而不至，於男子則候之於衛外，女子則候之於營內。若再求之不得，則營衛之氣已脫，鍼必無功，是屬不治之證也。

按 滑氏曰：彈而努之，鼓勇之也。努，讀若怒。爪而下之，掐之稍重，皆欲致其氣之至也。氣至指下，如動脈之狀，乃乘其至而刺之。順，猶循也。乘也，停鍼待氣，氣至鍼動，是得氣也。因推鍼而內之，是謂補。動鍼而伸之，是謂瀉。此越人心法，非呼吸出內者也，是固然矣。若停鍼候氣，久而不至，乃與男子則淺其鍼而候之衛氣之分，女子則深其鍼而候之營氣之分，如此而又不得氣，是謂其病終不可治也。篇中前後二『氣』字不同，不可不辨。前言氣之來如動脈狀，未刺之前，左手所候之氣也。後言得氣不得氣，鍼下所候之氣也。此是兩節。周仲立乃云：凡候氣左手宜略重之，候之不得，乃與男則少輕其手，於衛氣之分候之，女則重其手，於營氣之分候之，如此則既無前後之分，又昧停鍼待氣之道，尚何所據為補瀉耶！

七十九難曰：經言迎而奪之，安得無虛？隨而濟之，安得無實？虛之與實，若得若失；實之與虛，若有若無，何謂也？

經言《靈樞·九鍼十二原篇》曰：迎而奪之，惡得無虛；隨而濟之，惡得無實。迎之隨之，以意和之，鍼道必矣。小鍼解曰：言實與虛，若有若無者，言實者有氣，虛者無氣也。為虛為實，若得若失者，言補者似然，若有得也；瀉則恍然，若有失也。此節全引經文問補瀉虛實之義也。

難經·難經正義

然：迎而奪之者，瀉其子也；隨而濟之者，補母也。假令心病，瀉手心主輸，是謂迎而奪之者也；補手

心主井，是謂隨而濟之者也。

迎而奪之者，瀉也。隨而濟之者，補也。假令心病，瀉手心主輸者，心爲君主，法不受病，受病者，手

心主包絡也。《靈樞》所謂少陰無輸者是也。心，火也，包絡屬手厥陰，相火也。其輸大陵，土也。土爲火之

子，瀉其輸，乃實則瀉其子也。迎而取氣，奪謂瀉氣也。心主之井，中衝木也，木爲火之母，今補心主之井，

乃虛則補其母也，隨謂自衛取氣，濟謂補不足之經也。

所謂實之與虛者，牢濡之意也。氣來實牢者爲得，濡虛者爲失，故曰若得若失也。

五藏虛即補其母，是謂隨而濟之也；實即瀉其子，是謂迎而奪之也。欲爲補瀉，當先候鍼下之氣；如氣

來充實堅牢者爲得，可瀉之；如氣來濡弱虛微者爲失，可補之。設不明實牢虛濡，安能辨其若得若失也哉？

按 汪機曰：《內經》岐伯曰，迎而奪之，惡得無虛，言邪之將發也，先迎而亟奪之，無令邪布，故曰

卒然逢之，早遏其路。又曰：方其來也，必按而止之，此皆迎而奪之，不使其傳經而走絡也。仲景曰：太陽病

頭痛，七日以上自愈者，以其行經盡故也。若欲作再經者，鍼足陽明，使經不傳則愈。刺瘧論曰：瘧發身方熱，

刺跗上動脈，開其孔，出其血立寒。瘧方欲寒，刺手陽明太陰、足陽明太陰，隨井輸而刺之，出其血，此皆迎

而奪之之驗也。夫如是者，譬如賊將臨境，則先奪其便道，斷其來路，則賊失其所利，惡得不虛，而流毒移害，

於此可免矣。隨而濟之，惡得無實，言邪之已過也，隨後以濟助之，無令氣忤。故曰視不足者，視其虛絡，按

而致之而刺之，無出其血，無泄其氣，以通其經，神氣乃平。謂但通經脈，使其和利，抑按虛絡，令其氣致。

又曰：太陰瘧，病至則善嘔，嘔已乃衰，即取之，言其衰即取之也。此皆隨而濟之，因其邪過經虛，而氣或滯鬱也。

經曰：刺微者，按摩勿釋，著鍼勿斥，移氣於不足，神氣乃得。岐伯曰：補必用員，員者行也，行者移也，謂行未行之氣，移未復之脈，此皆隨而濟之之證也。所以然者，譬如人弱難步，則隨助之以力，濟之以舟，則彼得有所資，惡得不實，其經虛氣之鬱，於此可免矣。迎奪隨濟，其義如此。《難經》曰：迎而奪之者，瀉其子也；隨其濟之者，補其母也。假令心病，火也，土爲火之子，手心主之輸，大陵也，實則瀉之，是迎而奪之也。迎者迎於前，隨者隨其後，此假心爲例，餘可類椎。補瀉之云，手心主所謂少陰無輸，手少陰與手厥陰同治也。

之也。木者火之母，手心主之井，中衝也，虛則補之，是隨而濟之也。

調氣必在陰陽者，內爲陰，外爲陽，裏爲陰，表爲陽，察其病之在陰在陽而調之也。如陰虛陽實，則補陰瀉陽；陽虛陰實，則補陽瀉陰。或陽並於陰，陰並於陽，或陰陽俱虛俱實，皆隨其所見而調之。《內》《難》所論迎隨不同者，《內經》通各經受病言，《難經》主一經受病言，病合於《內經》者，宜從《難經》子母迎隨之法治之，各適其宜，庶合經意。又《玄珠經》曰：五運之中，必折其鬱氣，先取化源，其法：太陽司天，取九月瀉水之源；陽明司天，取六月瀉金之源；少陰司天，取三月瀉火之源；太陰司天，取五月瀉土之源；厥陰司天，取年前十二月瀉木之源，乃用鍼迎而取之之法也。詳此迎取之法，乃治氣運勝實淫鬱，故用此法以治之，與《內》《難》之法不同也。汪氏會通《內》《難》，釋明迎隨補瀉之義，亦頗曉暢，有益來茲，不嫌重復，故並錄之。

八十難曰：經言有見如入，有見如出者，何謂也？然：所謂有見如入者，謂左手見氣來至，乃內鍼，鍼入見氣盡，乃出鍼。是謂有見如入，有見如出也。

此論鍼之出入，必見其氣之已至已盡，而後可出可入也。經言有見如入，有見如出者，謂凡欲刺，先以左手按其穴，候其穴中之氣來，而內其鍼；鍼入候其氣盡，乃出其鍼，非迎隨補瀉之法也。滑氏曰：所謂有見如入下，當欠『有見如出』四字。

如讀若『而』，《孟子》書望道而未之見，而讀若『如』，蓋通用也。

八十一難曰：經言無實實虛虛，損不足而益有餘，是寸口脈耶，將病自有虛實耶，其損益奈何？然：是病非謂寸口脈也，謂病自有虛實也。假令肝實而肺虛，肝者，木也；肺者，金也，金木當更相平，當知金平木。

假令肺實而肝虛，微少氣，用鍼不補其肝，而反重實其肺，故曰實實虛虛，損不足而益有餘，此者中工之所害也。

經言《靈樞·九鍼十二原》也。夫治病之法，以平爲期，虛者補之，實者瀉之，不足者益之，有餘者損之。若實者宜瀉，而反補之；虛者宜補，而反瀉之；不足者反損之，有餘者反益之。此皆誤治也。故曰：無實實，無虛虛，損不足，益有餘也。但此所謂之虛實者，不知其指脈言也，抑指病言也，故曰：是寸口脈耶，將病有虛實耶！其損益之法將如何以治之？故曰：其損益奈何？然此非脈之虛實，乃病自有之虛實也。故曰，是病非

一八六

謂寸口脈也。假令肝實肺虛，則金無平木之力，當知瀉南方火，補北方水，作隔二隔三之治，其金木始得相平也。

設或肺實肝虛，便當抑金扶木。而粗工昧此，不知補肝，而反重實其肺，如此則肺益實而肝益虛，是不獨不明

隔治之法。而虛實莫辨，反損其不足，益其有餘，不惟不能治其病，而反害其人矣。故復申之曰：實實虛虛，

損不足，益有餘，此者中工之害也。此章雖言鍼法之補瀉，實爲總結全篇綱領，蓋醫家於虛實之間，不容稍誤；

若或稍誤，害如反掌，故越人不憚反復丁寧，諄諄垂戒也。

或問《難經》問難《內經》之義者也，而《內經》當難之義，未必止此，而越人獨問八十一難，何所取義耶？

曰：昉於老子道生一，一生二，二生三，三之爲九，故九而九之，爲八十一章。太玄以一元爲三方，自是爲

九，而積之爲八十一首。《素問・離合真邪論》，九九八十一篇，以起黃鐘數焉。古書多以八十一篇爲數者，

實本乎此。然辭雖簡而義賅，於診法、經絡、藏象、病能、腧穴、鍼法，莫不咸備。如脈有根本，人有元氣，

男生於寅，女生於申，木所以沉，金所以浮，金生於巳，水生於申，瀉南方火，補北方水諸說，《靈》《素》

未見，皆足以羽翼經文。而診法獨取寸口以三部，其事約而易明，實爲不磨之矜式也。詳其設問之辭，稱經言者，

出於《素問》《靈樞》二經固多，亦有二經無所見者，蓋撮於古醫經。是《難經》一書，實與《內經》相表裏，

而不可歧視者也。若潛心研究，尋其指趣，雖不能洞見五藏癥結，亦思過半矣。

上第六卷，六十九難至八十一難，論鍼法。

難經・難經正義

難經・難經正義

難經・難經正義

難經·難經正義

難經・難經正義

難經正義